全国中医药行业中等职业教育"十三五"规划教材

社区护理

（第二版）

（供护理、助产专业用）

主 编 ◎ 陈香娟

中国中医药出版社
·北 京·

图书在版编目（CIP）数据

社区护理 / 陈香娟主编 . —2 版 . —北京：中国中医药出版社，2018.5（2023.11重印）

全国中医药行业中等职业教育"十三五"规划教材

ISBN 978 – 7 – 5132 – 4782 – 5

Ⅰ . ①社…　Ⅱ . ①陈…　Ⅲ . ①社区—护理学—中等专业学校—教材

Ⅳ . ① R473.2

中国版本图书馆 CIP 数据核字（2018）第 034244 号

中国中医药出版社出版

北京经济技术开发区科创十三街31号院二区 8 号楼

邮政编码　100176

传真　010-64405721

河北省武强县画业有限责任公司印刷

各地新华书店经销

开本 787×1092　1/16　印张 12.75　字数 263 千字

2018 年 5 月第 2 版　2023 年 11 月第 4 次印刷

书号　ISBN 978 – 7 – 5132 – 4782 – 5

定价　42.00 元

网址　www.cptcm.com

服 务 热 线　010-64405510

购 书 热 线　010-89535836

维 权 打 假　010-64405753

微信服务号　zgzyycbs

微商城网址　https://kdt.im/LIdUGr

官 方 微 博　http://e.weibo.com/cptcm

天猫旗舰店网址　https://zgzyycbs.tmall.com

如有印装质量问题请与本社出版部联系（010-64405510）

中医药职业教育是我国现代职业教育体系的重要组成部分，肩负着培养新时代中医药行业多样化人才、传承中医药技术技能、促进中医药服务健康中国建设的重要职责。为贯彻落实《国务院关于加快发展现代职业教育的决定》（国发〔2014〕19号）、《中医药健康服务发展规划（2015—2020年）》（国办发〔2015〕32号）和《中医药发展战略规划纲要（2016—2030年）》（国发〔2016〕15号）（简称《纲要》）等文件精神，尤其是实现《纲要》中"到2030年，基本形成一支由百名国医大师、万名中医名师、百万中医师、千万职业技能人员组成的中医药人才队伍"的发展目标，提升中医药职业教育对全民健康和地方经济的贡献度，提高职业技术院校学生的实际操作能力，实现职业教育与产业需求、岗位胜任能力严密对接，突出新时代中医药职业教育的特色，国家中医药管理局教材建设工作委员会办公室（以下简称"教材办"）、中国中医药出版社在国家中医药管理局领导下，在全国中医药职业教育教学指导委员会指导下，总结"全国中医药行业中等职业教育'十二五'规划教材"建设的经验，组织完成了"全国中医药行业中等职业教育'十三五'规划教材"建设工作。

中国中医药出版社是全国中医药行业规划教材唯一出版基地，为国家中医中西医结合执业（助理）医师资格考试大纲和细则、实践技能指导用书、全国中医药专业技术资格考试大纲和细则唯一授权出版单位，与国家中医药管理局中医师资格认证中心建立了良好的战略伙伴关系。

本套教材规划过程中，教材办认真听取了全国中医药职业教育教学指导委员会相关专家的意见，结合职业教育教学一线教师的反馈意见，加强顶层设计和组织管理，是全国唯一的中医药行业中等职业教育规划教材，于2016年启动了教材建设工作。通过广泛调研、全国范围遴选主编，又先后经过主编会议、编写会议、定稿会议等环节的质量管理和控制，在千余位编者的共同努力下，历时1年多时间，完成了50种规划教材的编写工作。

本套教材由50余所开展中医药中等职业教育院校的专家及相关医院、医药企业等单位联合编写，中国中医药出版社出版，供中等职业教育院校中医（针灸推拿）、中药、护理、农村医学、康复技术、中医康复保健6个专业使用。

本套教材具有以下特点：

1. 以教学指导意见为纲领，贴近新时代实际

注重体现新时代中医药中等职业教育的特点，以教育部新的教学指导意

见为纲领，注重针对性、适用性以及实用性，贴近学生、贴近岗位、贴近社会，符合中医药中等职业教育教学实际。

2. 突出质量意识、精品意识，满足中医药人才培养的需求

注重强化质量意识、精品意识，从教材内容结构设计、知识点、规范化、标准化、编写技巧、语言文字等方面加以改革，具备"精品教材"特质，满足中医药事业发展对于技术技能型、应用型中医药人才的需求。

3. 以学生为中心，以促进就业为导向

坚持以学生为中心，强调以就业为导向、以能力为本位、以岗位需求为标准的原则，按照技术技能型、应用型中医药人才的培养目标进行编写，教材内容涵盖资格考试全部内容及所有考试要求的知识点，满足学生获得"双证书"及相关工作岗位需求，有利于促进学生就业。

4. 注重数字化融合创新，力求呈现形式多样化

努力按照融合教材编写的思路和要求，创新教材呈现形式，版式设计突出结构模块化，新颖、活泼，图文并茂，并注重配套多种数字化素材，以期在全国中医药行业院校教育平台"医开讲－医教在线"数字化平台上获取多种数字化教学资源，符合职业院校学生认知规律及特点，以利于增强学生的学习兴趣。

本套教材的建设，得到国家中医药管理局领导的指导与大力支持，凝聚了全国中医药行业职业教育工作者的集体智慧，体现了全国中医药行业齐心协力、求真务实的工作作风，代表了全国中医药行业为"十三五"期间中医药事业发展和人才培养所做的共同努力，谨此向有关单位和个人致以衷心的感谢！希望本套教材的出版，能够对全国中医药行业职业教育教学的发展和中医药人才的培养产生积极的推动作用。需要说明的是，尽管所有组织者与编写者竭尽心智，精益求精，本套教材仍有一定的提升空间，敬请各教学单位、教学人员及广大学生多提宝贵意见和建议，以便今后修订和提高。

国家中医药管理局教材建设工作委员会办公室

全国中医药职业教育教学指导委员会

2018 年 1 月

《社区护理》教材的编写以中等职业学校专业教学标准为依据，以符合护理专业培养目标为标准，紧紧围绕以学生为中心、以巩固专业思想为导向、以能力为本位、以岗位需求为标准的基本原则，编写内容科学、规范，注重与护士执业资格考试大纲对接，突出职业技术教育技能培养目标，实用性强。

本教材特点：充分体现"工学结合"的教学改革，各模块内容均通过案例引导，导入所学内容。每一模块后的"复习思考"由选择题和案例分析组成，选择题与护士执业资格考试题型一致，使学生熟悉考试题型；案例分析为启发性的情景案例，以促进课堂理论教学和社区实践结合，提高学生分析问题、解决问题的能力。

本教材注重社区护理理论与实践的联系，力求反映社区护理发展新知识和新内容。全书共10个模块，其中模块一至模块三重点介绍社区卫生服务及社区护理的概念、基本理论和工作方法，模块四至模块十紧紧围绕促进和维护社区人群健康的主线，分别从社区、家庭和个人护理服务内容展开阐述。本教材可作为中职护理、助产等专业及成人护理教育的教科用书，社区护士岗位培训教材，也可作为各级护理管理人员及社区护士的学习工具。

本教材编写分工：陈香娟编写模块一和模块五，刘晓辉编写模块二，杨晓玲编写模块三，唐文蝶编写模块四，吕文艳编写模块五和模块七，张培华编写模块六和模块九，田园编写模块八，王园园编写模块九，吕艳编写模块十。各部分内容均经过编委、副主编互审和主编终审，力求准确严谨。

本教材在编写过程中得到了南阳医学高等专科学校、河南中医药大学、西南医科大学、四川中医药高等专科学校、南阳理工学院、贵州护理职业技术学院、邢台医学高等专科学校和哈尔滨市卫生学校的大力支持和帮助，在此表示感谢。

本教材的编写参考和吸收了国内外有关文献的观点和方法，谨向有关作者致以诚挚的谢意！

由于编者水平有限，教材内容如有疏漏和不妥之处，敬请各位师生和读者提出宝贵意见，以便进一步修订完善。

《社区护理》编委会
2018 年 2 月

目 录

模 块 一
社区护理概论

【学习目标】

　　1. 掌握社区的概念及功能，社区护理的概念，特点及工作范围，社区护士的角色和应具备的能力。

　　2. 熟悉社区功能，社区卫生服务的内容、对象，社区护士的基本条件和工作内容。

　　3. 了解社区卫生服务设置及社区护理的发展。

　　社区护理学是随着社会的进步，社区卫生服务体系的建立和医学、护理学的发展而形成的护理学分支，是在护理学、临床医学、公共卫生学、社会学、预防医学及康复医学等相关学科理论基础上，为适应社会公众的健康需求，逐渐发展起来的一门相对独立的应用型学科。社区护理作为社区卫生服务的重要组成部分，其重要性也日益突出。因此，学习社区护理知识，掌握社区护理技能，熟悉社区护理工作范畴，培养社区卫生服务理念，是社会对当代护士的必然要求。

项目一　社区与社区卫生服务

案例导入

　　1990 年以来，我国大力推广社区卫生服务。大病进医院、小病在社区，这是国家为缓解"看病贵、看病难"出台的一项惠及百姓的民生政策。环西社区卫生服务站创办近 5 年了，设有全科诊室、药房、观察室和治疗室，按照两医两护的标准配备医务工作者，提供 4 张病床和 10 余个输液座椅，每天的门诊量在 30

人左右。春夏之交，温差较大，稍不留心就会感冒发烧，如果去大医院诊治，排队挂号占用大量时间；慢性病患者需要长期用药，假如每次都住院治疗，经济压力也很难承受。社区卫生服务站在一定程度上缓解了城镇居民的就医难题，在家门口看病已经成为不少市民治疗一般性疾病的首选。社区张阿姨说，她家步行到社区服务站也就 5 分钟左右的路程，碰到头疼脑热的小病，首先想到的便是那儿了，免去了跑大医院的不方便，也减轻了医疗费用负担，真是给老百姓带来了实惠。

问题：1. 什么是社区？社区由哪些要素构成？
2. 什么是社区卫生服务？社区卫生服务的内容包括哪些？

一、社区

（一）社区的概念

社区是以一定地域为基础而形成的具有共同意识和利益的社会群体。"社区"（community）一词来源于拉丁语，原意是团体、共同。由于社会学者研究角度的差异，对于社区的概念有多种解释。

社会学家费孝通先生于 20 世纪 30 年代将英文单词"community"翻译为"社区"并引入我国，并结合国情定义：社区是若干社会群体（家庭、氏族）或社会组织（机关、团体）聚集在某一地域里所形成的一个生活上相互关联的大集体。

美国学者戈派革（Goeppinger，1984）认为：社区是以地域为基础的实体，由正式和非正式的组织、机构或群体等社会系统组成，彼此依赖，行使社会功能。

2000 年 11 月，中共中央办公厅、国务院办公厅转发的《民政部关于在全国推进城市社区建设的意见》对"社区"定义为：社区是居住在一定地域范围内人们社会生活的共同体。

世界卫生组织（World Health Organization，简称 WHO）对社区的解释：一个有代表性社区，人口为 10 万～ 30 万，面积为 5000 ～ 50000km^2，是由共同地域、共同价值或利益体系所决定的社会群体，其成员之间相互认识、相互沟通及影响，在一定的社会结构及范围内产生及表现其社会规范、社会利益、价值观念及社会体系，并完成其功能。

（二）社区的分类

社区的分类方式很多，常见的有以下 3 种。

1. 地域性社区　根据人群的地域划分社区。大部分社区是由居住在相同或相邻地区的居民组成的，如城市中的街道或居委会、农村中的乡镇。社区人口一般在 2 万左右，区域内有政府及机构、家庭、学校、医院、商店、工厂等（图 1-1）。地域性社区能够以社区的需求为导向，组织和动员群体实施预防和干预措施，能够得到地域内权威人士的支持，并可以充分利用资源来开展社区健康评估、健康教育和健康促进活动。

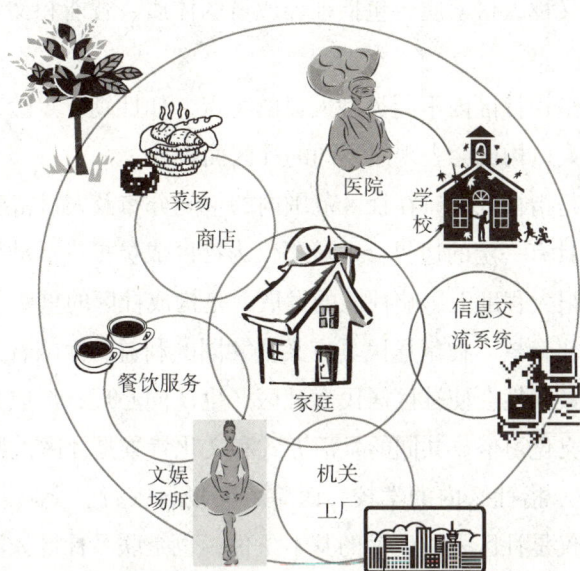

图 1-1　地域性社区

2. 共同兴趣的社区　是指由共同的兴趣或目标把分散在不同地域的人群联系在一起。这些人群可以居住在不同的地区，只在特定的时间聚集在一起，共同分享其功能或利益，如学会、大型工厂等。因此，任何具备社区基本构成要素的社会团体、机构均可构成一个社区。如一所规模较大的学校可以构成一个社区，一个工厂也可以构成一个社区。

3. 解决共同问题的社区　是指具有共同的、急需解决问题的人聚在一起形成的社区。这些人群可能既不居住在同一地区，也不在一起学习和工作，但他们具有需要共同解决的问题。如自发组织的糖尿病患者协会或癌症患者协会等，这些患者聚在一起交流应对疾病的经验和体会，并相互支持和鼓励。

我国的社区通常分为三个基本类型，即城市社区（通常以街道和居委会为基本单位）、城镇社区（通常指城乡接合部的小城镇）和乡村社区。近年来，也有学者将我国的社区分为生活社区（即居民居住区域）和功能社区（即社会团体、工矿企事业单位所在区域）。

（三）社区的基本要素

社区的构成要素主要包括人口、地域、生活方式和文化背景、生活服务设施、生活制度和管理机构 5 个方面。其中，人口和地域是构成社区的最基本要素，生活方式和文化背景、生活服务设施、生活制度和管理机构是社区人群相互联系的纽带。

1. 人口　人口是社区的主体，是构成社区的第一要素，是社区形成与发展的先决条件。人口要素反映一个社区内部人口关系和整体面貌，包括人口数量、质量、构成和

3

分布。

（1）人口数量　是指社区内人口的多少。

（2）人口质量　又称人口素质，包括社会成员的体质、智能和文化程度、劳动技能等因素。

（3）人口构成　是指社区内不同类型人口的特点，如性别、年龄、种族、职业、文化水平等，社区不同的人口构成会表现出不同的社区面貌。

（4）人口分布　是指社区人口在社区范围内的空间分布及人口密度等。

2. 地域　即社区具有一定的边界。地域不仅为社区成员提供活动场所，提供生产、生活和部分资源，而且很大程度上影响社区的发展，是构成社区的重要条件。

3. 生活方式和文化背景　社区居民具有某些共同的利益，面临着共同的问题，具有某些共同的需要。这些共同性会使社区居民对社区产生认同心理，形成共同的社区意识，具有共同的生活方式和文化习俗。共同的生活方式和文化背景是社区人群相互关联的基础。

4. 生活服务设施　指社区内的学校、医院、商场、银行、交通、通讯等生活服务设施。生活服务设施不仅是社区人群生存的基本条件，也是联系社区人群的纽带。社区生活服务设施及其运行的完善程度是衡量社区发达程度的标志之一。

5. 生活制度和管理机构　指街道办事处、居委会、派出所及各种社团组织等。这些社区管理机构建立并落实生活规章制度来管理社区的公共事务，调解人际关系和民间纠纷，维护社区的共同利益，保证社区生活的正常进行。

（四）社区的功能

社区的功能是指社区工作在不断满足社会需求的进程中所发挥的作用。从社会学的角度分析，社区具有很多功能。但在其诸多功能中，与社区卫生服务密切相关的主要包括经济生活功能、社会化功能、社会控制功能、社会参与功能和援助功能。

1. 经济生活功能　社区具有生产、分配、交换、消费的功能，社区通过对社会利益的调整和社区资源的整合，为社区居民各方面的生活需求提供服务和资源。如社区的工厂、商店等为居民提供生产、流通、消费服务。

2. 社会化功能　指社区所有成员可通过参与社区各项活动而受到教育，不断社会化。社区不仅将具有不同文化背景、生活方式的居民连接在一起，还通过不断的社会化过程，相互影响，逐步形成社区的风土人情、人生观和价值观。社区内的家庭、学校和儿童游戏群体对儿童与青少年的社会化起主要作用。社区的文化教育活动对青少年、成年人都产生重大影响。

3. 社会控制功能　社区通过各种规章制度、道德规范有效地维持社区的秩序，保护社区居民的安全。社区的风俗习惯和规范约束居民的行为，社区的赞誉与责备等社会舆论促使居民遵从社区的风俗习惯和规范。

4. 社会参与功能 社区是居民生活交往的场所，也是社区成员直接参与社会事物活动的地方。社区为居民提供经济、政治、教育、康乐和福利等方面活动的参与机会，使居民对社区有更多的投入和更强的认同感。

5. 援助功能 社区对妇女、儿童、老年人等特殊人群及处于疾病或经济困难中的弱势群体，提供帮助和支援。

社区的功能随着社区的变迁和发展而相应改变，现代社区的发展趋向于专门化。例如，某些社区发展为商业城区、学校城区等。在专门化的社区内，原有的一些功能被强化，另外一些功能则被削弱或被大社区所取代。

二、社区卫生服务

（一）相关概念

1. 初级卫生保健 初级卫生保健（primary health care）又称基层卫生保健，是指由基层卫生人员为社区居民提供的最基本的、必需的卫生保健。初级卫生保健的基本任务是促进健康、预防保健、合理治疗和社区康复。初级卫生保健是实现全球卫生战略目标"2000年人人享有卫生保健"的基本策略和途径。

知 识 链 接

初级卫生保健的基本内容

初级卫生保健的基本内容可概括为"四大方面"和"八项要素"。

1. 四大方面：①促进健康；②预防保健；③合理治疗；④社区康复。

2. 八项要素：①当前主要卫生问题及其预防和控制方法的健康教育；②增进必要的营养和供应充足的安全饮用水；③基本的环境卫生；④妇幼保健和计划生育；⑤主要传染病的预防接种；⑥地方病的预防与控制；⑦常见病和创伤的恰当处理；⑧基本药物的供应。

2. 社区卫生 社区卫生（community health）是以确定和满足社区居民的健康照顾需要为主要目的的人群卫生保健活动。该活动主要通过社区卫生服务予以实施。

3. 社区卫生服务 社区卫生服务（community health services）是社区服务中一种基本的、普遍的卫生服务。1999年，国务院十部委发表《关于发展城市社区卫生服务的若干意见》，明确指出：社区卫生服务是社区建设的重要组成部分，是在政府领导、社区参与、上级卫生机构指导下，以基层卫生机构为主体，全科医师为骨干，合理使用社区资源和适宜技术，以人的健康为中心、家庭为单位、社区为范围、需求为导向，以妇女、儿童、老年人、慢性病患者、残疾人、贫困居民等为服务重点，以解决社区主要卫生问题、满足基本卫生服务需求为目的，融预防、医疗、保健、康复、健康教育、计划生育技术服务功能等为一体的，有效、经济、方便、综合、连续的基层卫生服务。

（二）发展社区卫生服务的意义

1. 有利于适应社会需求，加强预防保健战略 由于人类疾病谱的变化及居民人均收入和教育水平的提高，人们对卫生服务的需求发生了很大的变化，普遍期望能就近、方便地得到卫生服务。社区卫生服务覆盖广泛、方便群众，能使广大群众获得基本卫生服务，也有利于满足群众日益增长的多样化卫生服务需求。

2. 有利于优化卫生资源配置，抑制医药费用 目前，我国卫生服务的社会需求大部分在基层，但是，我国大部分的卫生资源却配置在城市和较大的医疗卫生机构，这是一种不合理的配置状态。开展社区卫生服务，可以引导卫生资源从上层向基层流动，使卫生资源的配置与需求相对应，改善卫生资源配置效益。同时，很多应在社区解决的医疗卫生问题，被吸引到大城市的大医院，使大医院做了许多小医院或社区应该做的事情，造成了消费者直接费用和间接费用的增加。社区卫生服务是控制卫生费用的重要环节。

3. 是实现"人人享有卫生保健"及医学模式转变的最佳途径 世界卫生组织指出，"21 世纪人人健康"的总目标是提高卫生的公平性，确保所有人群享有可持续的卫生系统和服务。只有开展好社区卫生服务，才能实现人人享有与社会经济发展相适应的保健服务。社区医务人员深入社区和家庭，一言一行都脱离不了社区居民和患者的生理、心理、家庭和社会的各种信息，因此不仅需要学习生物医学知识，还必须学习心理学、行为科学、社会医学、卫生经济学、医学法学、预防医学、健康教育学、康复医学等知识和技能，以适应医学模式的转变。

4. 促进社会主义精神文明建设 社区卫生服务通过多种形式的服务为群众排忧解难，使社区卫生人员与广大居民建立起新型医患关系。例如，家庭病床服务就是根据居民的需求，选择适宜的病种，开设家庭病床，进行规范管理，提供预防、保健、康复、健康教育、临终关怀及医疗护理等服务，这些服务有利于加强社会主义精神文明建设，促进社区和谐发展。

（三）社区卫生服务的内容

社区卫生服务以满足群众需求、保护人民健康为出发点，其服务内容包括预防、医疗、保健、康复、健康教育、计划生育技术指导"六位一体"的全方位服务（图 1-2）。

1. 预防 是从个人、家庭和社区三个层次，根据其不同需要，提供全方位、有针对性的三级预防服务。其内容包括：

（1）传染病和多发病的预防 如做好计划免疫、执行传染病报告、消毒隔离检疫等制度。

（2）卫生监督和管理　如粪便污水处理、饮用水和食品管理等。

（3）慢性病预防　如高血压、糖尿病、冠心病、脑卒中等，按病种建立防治档案，按制度规定执行防治措施，以便评价防治效果。

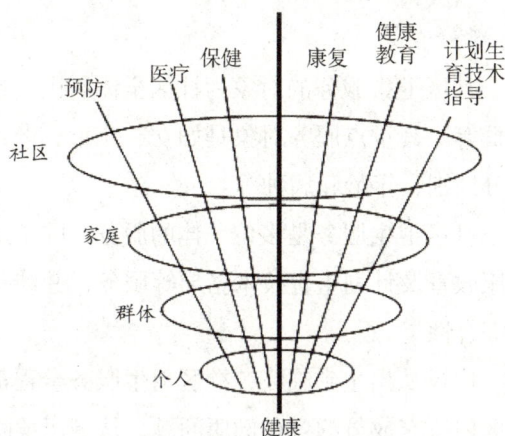

图1-2　社区卫生服务模式图

2. 医疗　是目前社区卫生服务中工作量最大的部分，但不是社区卫生服务的重点工作内容。社区卫生服务人员以门诊和出诊为主要形式，为社区居民提供便捷的服务，达到社区医疗服务要求。与传统的医院服务相比，其特点是以社区为范围，以家庭为单位，进行连续性、个体化的医疗卫生服务。其内容包括：①为居民诊治常见病、多发病、慢性病；②提供出诊、随访、转诊及家庭病床服务；③建立居民健康档案，掌握社区居民和家庭的健康背景资料；④开展姑息疗法，为临终患者及其家庭成员提供心理支持。

3. 保健　是以优生优育、提高人口素质和生活质量为目标，对社区内重点人群提供综合性、连续性的保健服务。其主要是对婴幼儿、妇女、老年人进行保健服务，包括社区妇女保健、围生期保健、社区儿童保健、社区精神卫生等保健指导服务。

4. 康复　是指患者或残疾者经过临床治疗后，为促进其身心进一步康复，由社区卫生服务机构继续为其提供医疗保健服务。其内容包括以社区卫生服务为中心，结合初级卫生保健进行预防工作，在社区进行残疾人普查、康复训练，由康复人员或医务人员在家中或康复中心进行生活自理、步行、家务、语言、心理训练与指导等。

5. 健康教育　是社区卫生服务的核心，是初级卫生保健的重要任务之一。健康教育是通过有组织、有计划、有系统的社会和教育活动，促进人们自觉采纳有益于健康的行为和生活方式，消除和减轻影响健康的危险因素，预防疾病及促进健康，提高生活质量。其内容包括卫生知识普及、个体和群体的健康管理、重点人群与重点场所健康教育、宣传健康行为和生活方式等。

6. 计划生育技术指导 计划生育是我国的一项基本国策，社区是开展计划生育的前哨阵地。落实计划生育措施包括晚婚晚育、优生优育、为计划生育者提供方便的技术指导和宣传教育。如对社区育龄妇女进行系统管理，提供服用避孕药、上环及绝育手术的咨询指导服务等。

（四）社区卫生服务的特点

1. 服务对象的广泛性 社区卫生服务的对象为社区全体居民，包括健康人群、亚健康人群、高危人群和患病人群等。其重点服务对象是妇女、儿童、老年人、慢性病患者、残疾人和精神病患者等，不分性别、年龄和病种等。

2. 服务内容的综合性 社区卫生服务是多位一体的服务，除了基本医疗服务外，还包括预防、保健、康复、健康教育及计划生育技术指导等服务，并涉及服务对象生物、心理及社会各个层面，故具有综合性。

3. 服务过程的连续性 居民从出生到临终，社区卫生服务全程都提供服务。社区医疗保健服务人员主动关心社区内所有成员的各种健康问题，从健康危险因素的监测，到机体最初出现功能失调，疾病发生、发展、演变、康复的各个阶段，以及患者住院、出院或请专科医师会诊等不同时期，提供连续性的服务。

4. 服务工作的协调性 社区医生的职责是向患者提供广泛而综合性的初级医疗保健服务，这种服务不可能包罗万象，不可能代替各门专科医疗。社区医生须掌握各级各类医疗机构、专家及家庭和社区内外各种资源的情况，并与之建立相对固定的联系，以便协调各专科的服务，为居民提供全面深入的医疗服务。

5. 服务能力的可及性 可及性或方便性是社区医疗的一个显著特点，即价格可及、地理位置可及。如社区卫生服务机构设在居民家门口，步行 15 分钟就能到达，居民看病比较方便。社区卫生服务提供基本医疗服务，药品是基本药品，技术是适宜技术，价格比大医院要低，是居民能够承担得起的服务。

6. 服务效益的公益性 社区卫生服务机构提供公共卫生服务和基本医疗服务，不以营利为目的，具有公益性质。

知 识 链 接

社区卫生服务机构标识

社区卫生服务机构标识的意义：标识以人、房屋和医疗卫生机构标识形状为构成元素。三口之家代表健康家庭，家庭和房屋组成和谐社区，与医疗卫生机构的四心十字组合表示社区卫生服务机构。

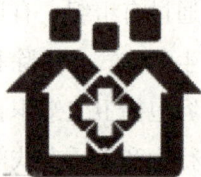

标识体现了社区卫生服务以人的健康为中心、家庭为单位、社区为范围的服务内涵及以人为本的服务理念。

标识图形中还含有两个向上的箭头，一个代表社区居民健康水平不断提高，一个代表社区卫生服务质量不断改善，展示社区卫生服务永远追求健康的目标，标识的整体颜色为绿色，体现社区的健康与和谐。

（五）社区卫生服务机构设置

根据《城市社区卫生服务机构设置和编制标准指导意见》（中央编办发〔2006〕96号）（简称《指导意见》）精神，社区卫生服务机构设置要有利于群众就医；人员编制的核定要符合精干、高效的要求，保证社区卫生服务机构最基本的工作需要。

我国的社区卫生服务机构由社区卫生服务中心和社区卫生服务站组成，具备条件的地区可实行一体化管理。政府原则上按照街道办事处范围或3万～10万居民规划设置社区卫生服务中心，根据需要可设置若干社区卫生服务站。新建社区可由所在街道办事处范围的社区卫生服务中心就近增设社区卫生服务站。

1.社区卫生服务中心 主要通过对现有一级、部分二级医院和国有企事业单位所属医疗机构等进行转型或改造设立，也可由综合性医院举办。街道办事处范围内的一级医院和街道卫生院，可按照《指导意见》的标准，直接改造为社区卫生服务中心。社会力量举办的卫生医疗机构，符合资质条件和区域卫生规划的，也可以认定为社区卫生服务中心，提供社区卫生服务。街道办事处范围内没有上述医疗单位的，在做好规划的基础上，政府应当建设社区卫生服务中心，或引进卫生资源举办社区卫生服务中心。

（1）基本设施 社区卫生服务中心业务用房的建筑面积不少于1000m²，具备开展社区预防、医疗、保健、康复、健康教育和计划生育技术指导的基本设备。社区卫生服务中心原则上不设住院病床，根据需要可设一定数量的以护理康复为主要功能的病床，但不得超过50张。

（2）人员配置 原则上社区卫生服务中心按每万名居民配备2～3名全科医师，1名公共卫生医师。每个社区卫生服务中心在医师总编制内配备一定比例的中医类别执业医师。全科医师与护士的比例，目前按1∶1的标准配备。其他人员不超过社区卫生服务中心编制总数的5%。具体某一社区卫生服务中心的编制，可根据该中心所承担的职责任务、服务人口、服务半径等因素核定。服务人口在5万居民以上的社区卫生服务中心，核编标准可适当降低。社区卫生服务中心的人员编制应结合现有基层卫生机构的转型和改造，首先从卫生机构现有人员编制中调剂解决，同时相应核销有关机构的编制。要充分利用退休医务人员资源。

2.社区卫生服务站 可由社区卫生服务中心举办，或由综合性医院、专科医院举办，也可按照平等、竞争、择优的原则，根据国家有关标准，通过招标选择社会力量举办。

（1）基本设施　社区卫生服务站业务用房的建筑面积不少于 150 m²，具备开展卫生服务的相应设备及条件。社区卫生服务站应按照国家有关规定提供社区基本公共卫生服务和社区基本医疗服务。社区卫生服务站不设病床，但至少设日间观察床 1 张。

（2）人员配置　至少配备 2 名全科医师，每名执业医师至少配备 1 名注册护士。

（六）社区卫生服务的流程

社区卫生服务流程包括基本医疗服务和公共卫生服务两个层面（图 1-3）。

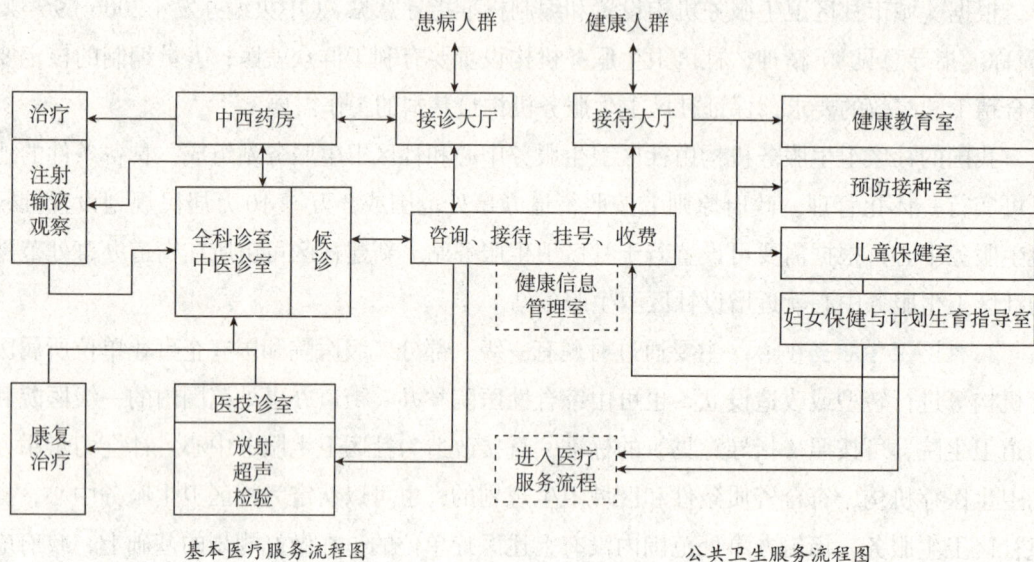

图 1-3　社区卫生服务基本流程

项目二　社区护理与社区护士

案例导入

　　护士小王，某医学院校护理专业毕业后一直在某市的一家二级医院做合同护士。去年，她参加了该市卫生系统的公开招聘考试，并顺利地被一家社区卫生服务中心正式录用。从事社区护理工作近一年，小王认为社区护理工作与医院护理工作有很大不同。在社区工作，自己不用每周倒夜班，不用天天在病房见到受病痛折磨的患者，但却要定时为特定对象送医送药，每月要对重点人群定期随访或开展健康教育活动，有时要参加附近学校、工厂等的相关活动，还可能陪同社区的老年服务对象出游，每天工作也不轻松，还要运用沟通、协调等技巧赢得居民的认可，是一项技术性和服务性很强的工作，其工作难度和压力一点也不小于大医院。

问题：1. 社区护理工作与医院护理工作有何不同？
　　　2. 什么叫社区护士？社区护士的任职条件有哪些？

一、社区护理

（一）社区护理的概念

社区护理（community health nursing），也可称为社区卫生护理或社区保健护理，起源于公共卫生护理，20 世纪 70 年代由美国的露丝·依思曼首次提出。世界各国对社区护理概念的解释至今各不相同。

1980 年美国护理学会（American Nurses Association，ANA）的定义："社区护理是综合公共卫生学与专业护理学的理论，应用于促进与维持群众的健康，是一种专门和完整的实务工作。它的服务不限于一个特别的年龄群或诊断，而是提供连续性、非片断性的服务。其主要职责是视人口群体为一整体，直接提供护理给个体、家庭或团体，以使全民达到健康。应用整体的方法促进健康、维护健康，用卫生教育和管理、合作及提供连续性护理来管理社区中个体、家庭和团体的健康。"

加拿大公共卫生协会认为："社区护理是专业性的护理工作，经由有组织的社会力量间的合作来开展工作，社区护理工作的重点是家庭、学校或生活环境中的人群。社区护士除照顾健康人、患者和残疾人之外，应致力于预防疾病或延缓疾病的发生，以减少疾病对人群的影响。同时对居家患者或有健康问题的人提供熟练的护理，帮助那些面临危机情况者，使他们获得健康，为个人、家庭、特别团体，以及整个社区提供卫生知识，并鼓励他们养成有益于健康的生活习惯。"

我国使用较广泛的社区护理概念："社区护理是综合应用了护理学和公共卫生学的理论与技术，以社区为基础、以人群为对象、以服务为中心，将医疗、预防、保健、康复、健康教育、计划生育技术指导等融于护理学中，并以促进和维护人群健康为最终目标的连续性的、动态性的和综合性的护理专业服务。"

（二）社区护理的发展简史

1. 国外社区护理的发展　社区护理起源于西方国家，其发展可分为 4 个阶段。

（1）宗教及慈善阶段（1859 年以前）　社区护理早期的发展与宗教和慈善事业有着密切的关系。399 年，基督教会的法希奥拉修女建造了第一个慈善医院收容患者，并劝请贵族妇女访问患者。1669 年，圣文森·德·保罗在巴黎创立了慈善姊妹社，为患者和贫困者提供帮助，使其能够自强自立。这便是历史上社区访视护士的开始。

（2）地段护理阶段（1859～1900 年）　1859 年，英国利物浦的企业家威廉·勒斯朋

11

成立了"地段访视社"，后统一命名为"访视护士协会"，由志愿者指导家属对患者进行护理。地段护理在英、美两国主要侧重于对居家贫困患者的护理，包括指导家属对患者进行护理。从事地段护理的人员多数为志愿者，少数为护士。

（3）公共卫生护理阶段（1900～1970年）20世纪初，莉莲·沃尔德女士在纽约的亨利街成立服务中心，提供当地所需的各项护理服务。她是第一个使用公共卫生护理名称的人，并积极推进社区护理运动，倡导妇幼卫生及全民的卫生保健运动。因此，她被称为现代公共卫生护理的开创人。在从事公共卫生的护理人员中，绝大多数为公共卫生护士，少数为志愿者。

（4）社区护理阶段（1970年至今）1970年，美国护士露丝·依思曼提出了"社区护理"一词，并把社区护理与公共卫生护理做了区分，服务对象进一步扩展为社区的全体居民，服务的重点是预防疾病和促进健康。社区护理组织与管理体系得到完善，护理教育体系也逐步完善。

进入20世纪70年代后，世界各国越来越多的护士以社区为范围，以健康促进、疾病防治为目标，提供医疗护理和公共卫生护理服务。于是，从20世纪70年代中期开始，美国护理协会将这种融医疗护理和公共卫生护理为一体的服务称为社区护理，将从事社区护理的人员称为社区护士。1978年，世界卫生组织给予肯定并加以补充，要求社区护理成为社区居民"可接近的、可接受的、可负担得起的"卫生服务。从此，社区护理以不同的方式在世界各国迅速发展起来，社区护士的队伍也从质量和数量上逐步壮大起来。

2. 国内社区护理的发展 我国的公共卫生护理发展起始于1925年，北京协和医学院在护理教育课程中增设了预防医学课程。由北京协和医学院教授格兰特发起，与北京卫生科联合创办了公共卫生教学区，当时称为"第一公共卫生事务所"。1932年，政府设立了中央卫生实验处，训练公共卫生护士。1945年，北京协和医学院成立了公共卫生护理系。当时的公共卫生护理课程包括健康教育、心理卫生、家庭访视与护理技术指导。到了20世纪50年代，随着我国护理教育体制的改革，公共卫生护士的培养中断。

自1997年，随着社区卫生服务工作的开展和大力推进，社区护理逐渐形成一门独立的学科。2002年1月，原卫生部《社区护理管理的指导意见（试行）》的通知，界定了社区护士的定义和基本条件，2005年又作了一些修改和补充。特别是自2006年国务院发布《发展城市社区卫生服务的指导意见》以来，社区护理逐渐形成规范的人才培养模式、人力要求、服务内容和服务形式等。如社区护理人员要获得初级任职资格，必须通过全国卫生专业技术资格考试的护理学专业考试；在全国卫生专业技术资格考试护理中级资格专业中增设面向社区护理的专业；在护理高级专业技术资格标准条件的有关政策规定中进一步体现社区护理的要求和特点等。但从目前的发展情况来看，我国的社区护理尚处于雏形阶段。

（三）社区护理的对象

1. 按服务对象分类

（1）社区　关注重点是社区的环境和社区群体的健康。

（2）家庭　关注家庭整体的健康，家庭整体功能的状态。

（3）个人　关注个人的生理、心理、社会问题。社区中个人的健康是构成家庭和社区健康的基础。

2. 按人的健康程度分类

（1）健康人群　各方面都处于良好完备状态的群体。

（2）亚健康人群　没有器官、组织、功能上的病症和缺陷，但是自我感觉不适，疲劳乏力，反应迟钝，活力降低，适应力下降，经常处在焦虑、烦乱、无聊、无助状态中的群体。

（3）重点人群　易受到伤害和疾病侵袭，对卫生保健需求较多的婴幼儿、青少年、孕产妇和老年人，是社区卫生资源分配的重点人群，需要护理人员特别关注和随访。

（4）高危人群　易患某种疾病或发生某种危险的群体，如肥胖者、酗酒者。

（5）患病人群　患有某种疾病的群体，如各种慢性病患者。

（四）社区护理的特点

社区护理服务是以初级卫生保健为主体，以健康为中心，重在预防疾病，促进和维护健康。社区护理具有以下特点。

1. 以健康为中心

社区护理的服务宗旨是提高社区人群的健康水平，强调促进和维护人群健康而不是单纯地治疗、护理患者。相对医院护理工作而言，社区护理更侧重于积极主动的预防，通过运用公共卫生及护理的专业理论、技术和方法，提高社区人群的健康水平。

2. 强调群体健康

社区护理是以社区人群为服务对象，以家庭及社区为基本的服务单位。社区护理的工作就是收集和分析社区人群的健康状况，运用护理程序的工作方法，解决社区存在的健康问题，而不是单纯只照顾一个人或一个家庭。社区人群包括社区内各个年龄段的健康者、亚健康者和患病者。

3. 具有高度的独立性与自主性

社区护士的工作范围广，涉及内容多。在许多情况下，社区护士需要独立面对服务对象，针对不断变化的健康问题，需要自主地做出处理决定。因此，要求社区护士有独立、果断的应变能力，解决问题的能力和必要的实践经验。

4. 长期性与连续性服务

社区护理为社区居民提供基本的卫生服务，是社区与居民联系的纽带。居民与社区的依存关系，决定了社区护理服务的长期性。这就要求护理服务不因服务对象某一健康问题的解决而中断，而是要在不同的时间、空间范围内提供连续的、全面的整体护理。

5. 综合性与可及性服务

影响人群健康的因素是多方面的，社区护士的服务除了预防疾病、促进健康、维护健康等基本内容外，还要从整体、全面的观点出发，从公共卫生管理、环境治理、社会支持、家庭问题、个人保健、健康咨询等方面对社区人群提供综合性服务。社区护理属于初级卫生保健范畴，服务范围为 2km 或行走 15～20 分钟即可到达，所提供的服务有就近性、方便性和主动性，应保证所有社区人群在需要时能得到相应的服务。

6. 多专业人员协作　社区护理是团队工作。为了实现"健康社区"的目标，社区护士既要与医疗、保健人员密切配合，还要与社区的行政、福利、教育、厂矿、机关等各种机构的人员合作，同时还需要利用社区的各种组织力量（如家政学习班、社区事业促进委员会、准父母学习班等），加上公众的参与来开展工作。

与医院护理相比，社区护理在工作场所、服务性质和工作对象等方面均有所不同，见表 1-1。

表 1-1　社区护理与医院护理的比较

	社区护理	医院护理
工作场所	社区卫生服务中心或服务站	医院、门诊和其他医疗机构
工作对象	个人、家庭、社区	患病的个体
工作目的	预防、维护、促进健康	帮助患者恢复健康（治疗疾病）
服务性质	健康管理工作	医疗工作
实施工作	社区居民健康需求	遵医嘱
工作时间	据需要可延长或夜班	时间较固定，按规定时间工作
工作特点	主动深入社区、家庭进行服务	等待患者上门
工作成就	需要长时间	容易见效

（五）社区护理的工作内容

社区护理的范围非常广泛，其工作内容可以概括为下列几个方面。

1. 社区健康护理　对社区卫生环境和社区人群的健康进行管理，负责收集整理和统计分析辖区内人群的健康资料，了解社区群体健康状况和分布情况，注意发现社区群体健康问题和影响因素，参与检测影响群体健康的不利因素，参与处理和预防紧急意外事件和传染病的预防。

2. 家庭健康护理　通过家庭访视和居家护理的形式深入家庭，不仅对家庭中的患者或有健康问题的个人进行护理和保健指导，还应注重家庭整体功能的健康，对家庭整体健康进行护理。

3. 社区保健服务　侧重于社区中重点人群的日常生活与健康，利用定期健康检查、家庭访视、居家护理等机会，对社区的儿童、妇女、老年人进行保健指导。

4. 社区健康教育 健康教育是社区护理工作的基本内容，教育对象可以是社区内具有不同健康需求的个人、家庭和群体，教育内容包括疾病预防、健康促进、疾病康复等，可通过举办学习班、发放宣传资料等多种方式进行。

5. 定期健康检查 与全科医师共同进行定期的健康普查的组织、管理，并建立居民健康档案。

6. 计划免疫与预防接种 参与完成社区儿童计划免疫工作，进行免疫接种的实施与管理。

7. 居家慢性病患者、残疾人和精神障碍者的管理 为已诊断明确的居家患者提供基础或专科护理服务，配合全科医生进行病情观察与治疗，进行精神卫生护理、慢性病防治与管理、营养与饮食指导，为患者及家属提供护理服务及健康教育。

8. 社区传染病预防及环境、职业健康与安全管理 参与社区传染病的预防与控制工作，对社区居民进行预防传染病的知识培训，提供一般消毒、隔离技术等护理指导与咨询。对社区的环境进行监测和维护，以保护社区人群的安全；对某些特殊职业的群体应提供防护信息与措施，以保护其身心健康。

9. 社区急、重症患者的转诊服务 帮助在社区无法进行妥善抢救和管理的急、重症患者安全转入适当的医疗机构，使其得到及时、必要的救治。同时接受从医院返回社区服务中心或在家疗养的患者。

10. 社区临终护理服务 向社区的临终患者及其家属提供他们所需要的各类身心服务，以帮助患者走完人生的最后一步，同时尽量减少对家庭其他成员的影响。

二、社区护士

社区护士（community health nurse）是指在社区卫生服务机构及其他有关医疗机构从事护理工作的护理专业技术人员。

（一）社区护士的基本条件

根据 2002 年我国原卫生部关于《社区护理管理的指导意见（试行）》精神，社区护士的基本条件如下。

1. 具有国家护士执业资格并经注册。

2. 通过地（市）以上卫生行政部门规定的社区护士岗位培训。

3. 独立从事家庭访视护理工作的护士，应具有在医疗机构从事临床护理工作 5 年以上工作经历。

（二）社区护士角色要求

社区护士在执行工作时，需要担当不同的角色，主要角色有以下几种。

1. 照顾者 社区护士要以照顾者的角色向社区居民提供各种照顾，包括生活照顾及医疗照顾。

2.健康教育者 社区护士要以教导者的角色向社区居民提供各种形式的健康教育及指导服务，包括患者群、健康人群的健康教育及患者家属或照顾者的护理指导等。

3.健康咨询者 社区护士应运用沟通技巧，向社区居民提供有关卫生保健及疾病防治知识的咨询服务，以解答社区居民有关健康的疑问和难题。

4.组织与管理者 社区护士要负责管理社区内居民的健康问题，如慢性病患者的管理，以及服务机构内的物资、药品、档案和各类活动的安排，有时还需对社区内有关人员进行培训。

5.协调与合作者 在社区护理实践过程中，护士需联系并协调与社区相关人员及机构之间的相互关系，并维持有效的沟通，确保各项护理服务的顺利进行，使护理对象能获得最适宜的、整体性的社区卫生服务。

6.康复训练者 社区护士运用其专业知识和技能，对社区的残疾人群进行心理康复教育，协调并训练其在疾病限制下发挥身体的最大能力，利用残肢或矫正用具工作或生活，使其能自我照顾，减轻对家庭及社会的依赖。

7.观察者与研究者 社区护士不仅需要向社区居民提供各种卫生保健服务，同时需要注意观察、分析、探讨、研究与社区护理相关的问题，为护理学科的发展与社区护理工作的不断完善做贡献。

（三）社区护士应具备的能力

社区护理的工作范围和社区护士的职责角色要求社区护士不仅要具备一般护士所应具备的护理基本能力，还要具备以下能力。

1.人际交往、沟通能力 社区护理工作既需要其合作者的支持、协助，又需要其护理对象的理解、配合。面对不同年龄、家庭、文化及社会背景的合作者和护理对象，社区护士必须具有社会学、心理学及人际沟通技巧方面的知识，才能更好地开展工作。

2.综合护理能力 社区护士在工作中将面对各种患者及健康人群，需要内科、外科、神经科、精神科、中医科及老年和康复等方面的护理知识和技能。因此，社区护士必须具备各专科护理及中西医结合的护理技能，才能满足社区人群的需求。

3.独立判断、解决问题能力 社区护士常常处于独立工作状态，独立地进行各种护理操作，独立地运用护理程序，独立地开展健康教育，独立地进行咨询或指导工作。此外，无论是在社区的服务站还是在患者的家里，护理条件及设备与医疗机构均有差距，这就要求社区护士具备较高的解决问题和应变的能力。

4.预见能力 预见能力主要应用于预防性的服务，而预防性服务是社区护士的主要职责之一。社区护士有责任向患者或残疾人、家庭及健康人群提供预防性指导和服务。社区护士不仅要针对已发生的问题找出解决的方法并实施，还要在问题发生之前找出可能导致问题发生的潜在因素，从而提前采取措施，避免或减少问题的发生。当护理患者或残疾人时，社区护士应有能力预见治疗、护理过程中可能出现的变化并提前采取措施；对于患者或残疾人的家庭，社区护士应有能力预见到疾病和残疾将给家庭带来的直接与间接影响；对于社区的健康人群，社区护士也应有能力预见到可能发生的健康问题。

5. 组织、管理能力 社区护士一方面要向社区居民提供直接的护理服务，另一方面还要调动社区的一切积极因素，充分利用社区的各种资源大力开展各种形式的健康促进活动。社区护士有时要负责人员、物资和各种活动的安排，有时要组织本社区有同类兴趣或问题的机构人员学习（如老人院中服务员的培训或餐厅人员消毒餐具的指导），这些均需要一定的组织、管理能力。

6. 调研、科研能力 社区护士不仅担负着向社区居民提供社区护理服务的职责，同时也肩负着发展社区护理、完善护理学科的重任。因此，社区护士首先应不断地充实理论知识，提高业务水平；其次，社区护士应具备科研的基本知识，能独立或与他人共同进行社区护理科研活动。在社区护理实践中，社区护士应善于总结经验并提出新的观点，探索适合我国国情的社区护理模式，推动我国社区护理事业的发展。

7. 自我防护能力 社区护士的自我防护能力主要包括两个方面，即法律的自我防护及人身的自我防护。首先，社区护士常常在非医疗机构场所提供有风险的医疗护理服务，如在患者的家中进行静脉输液。社区护士应加强法律意识，不仅要完整记录患者病情，还要在提供一些医疗护理服务前与患者或家属签订有关协议书，以作为法律依据。其次，社区护士在非医疗机构场所提供护理服务时，应避免携带贵重物品，并注意自身的防护。

社区护士的能力将直接影响社区护理的质量。目前，我国的社区护理仍处于萌芽阶段，只有加强社区护士的能力培养，提高社区护理队伍的整体素质，才能保证社区护理的质量，才能保证我国的社区护理事业健康蓬勃地发展。

复习思考

一、选择题

1. 根据 WHO 对社区的解释，一个有代表性的社区人口在（ ）

A. 1 万～ 3 万之间　　　　　　B. 10 万～ 30 万之间

C. 3 万～ 10 万之间　　　　　　D. 5 万～ 10 万之间

E. 10 万～ 15 万之间

2. 社区护理的特点是（ ）

A. 强调群体健康　　　　　　B. 服务是短期行为

C.需要单一学科的深入服务　　D.主要以治疗为主

E.工作内容单一

3.社区护理起源于（　　）

A.康复医学　　　　　　　B.替代护理

C.临床医学护理　　　　　D.公共卫生护理

E.临床医学

4.社区卫生服务的基本内容包括（　　）

A.妇女、儿童、老年人、慢性患者、残疾人的预防保健

B.预防、医疗、保健、康复、健康教育、计划生育技术指导服务

C.常见病、多发病、慢性病的社区治疗

D.预防、医疗、保健、康复、科研、教学

E.预防、医疗、妇女和儿童的预防保健

5.社区护士担当的角色除了哪项之外均是（　　）

A.领导者　　　　　　　　B.组织者

C.观察者　　　　　　　　D.咨询者

E.照顾者

二、案例分析

护士小王，护校毕业后在离家较远的某二级医院工作。现在，小王想到离家较近的社区服务站工作。

问题：1.社区护士的任职条件有哪些？

2.社区护理与临床护理有何不同？具有哪些特点？

扫一扫，知答案

扫一扫，看课件

社区预防保健与流行病学调查

【学习目标】

1. 掌握社区预防保健的内容和策略，社区健康档案的种类和内容，流行病学方法在社区护理中的应用。

2. 熟悉社区卫生服务常用的评价指标，社区健康档案建立和管理的方法，三级预防的内容，流行病学研究的方法。

3. 了解社区预防保健的基本原则，社区健康检查方法，疾病发生的条件。

社区护理将公共卫生学与护理学有机地结合在一起，以健康为中心，以社区人群为服务对象，既强调疾病的预防，又强调对疾病的护理，最终达到促进健康和维护健康的目的。社区预防与保健贯穿于社区医疗、预防、保健、康复、健康教育和计划生育技术指导等卫生服务的全过程，服务于社区居民生命的每个阶段。流行病学是公共卫生学中一门重要的学科，是从人群的角度出发，关注疾病的预防、健康的维护和促进，其理论和方法被广泛应用于人群健康问题的研究及社区护理的研究与实践中。

项目一 社区预防保健

📚 案例导入

小赵是一名有 2 年工作经验的社区护士，目前在社区卫生服务中心下属的社区服务站工作。所服务的社区基本情况为：面积 $0.35km^2$，居民户数 4262 户，居民人数 13121 人（外来人口 1987 人），其中 60 岁以上老人 3689 人，妇女 6356 人，儿童 1926 人，80% 以上居民建立了健康档案。通过对档案资料分析，发现有高血压患者 2986 人、冠心病患者 302 人、糖尿病患者 827 人、脑卒中患者 152 人、恶性肿瘤患者 143 人。

　　问题：1. 小赵应该为辖区居民提供哪些预防与保健服务？

　　　　　2. 什么是社区健康档案？建立社区健康档案有何意义？

一、社区预防保健的基本原则与内容

社区预防保健是以预防医学的观点和基本原理为基础，运用综合预防的方法，为社区的个人、家庭和群体提供预防保健服务的过程。

（一）社区预防保健的基本原则

实施社区预防保健服务应遵循以下基本原则。

1. 以健康为中心　实施各项社区预防保健工作必须以人为本，以健康为中心，通过改善社区环境、医疗卫生服务、行为和生活方式及生物遗传等因素，提高社区人群的整体健康水平。

2. 以群体为对象，群体与个体兼顾　社区预防保健旨在维护社区内所有人群的健康，如改善社区环境、消除不安全因素和干预不健康的生活方式等。因此，社区人群是社区预防保健服务的对象。社区预防保健服务，其最佳形式是临床预防服务，即在临床场所对健康人和无症状"患者"的健康危险因素进行评价，然后实施个体化的预防干预措施来预防疾病和促进健康。在个体预防中应强调自我保健的作用，以充分发挥个人在保健活动中的主观能动性，自觉地为改变周围环境而努力，为得到最大可能的健康创造条件。

3. 以社区为依托，家庭为单位　社区是宏观社会的缩影，是居民生活、学习和工作的场所，是构成社会的基本单位。改善社区公共卫生设施是促进人们健康的途径之一。家庭是社区的基本单元，家庭成员间除了有密切的血缘、情感和经济关系外，还有共同的居住环境、相似的卫生习惯和生活方式等，且成员间相互影响。如果家庭中有健康问题产生，则不只是成员自身的问题，而是家庭成员共同的健康问题，且在健康问题上可能存在类似的危险因素。因此，以社区为依托、家庭为单位是社区预防保健的基本原则，亦是落实预防措施的关键。

4. 实施综合性社区预防保健措施　社区预防保健的服务对象是社区的全体居民，包括健康人群、高危人群、患病人群等，不同人群对预防与保健的需求差异性很大，而且影响人群健康的因素多种多样，所以社区卫生工作者必须采用综合性的干预措施，通过多层次、多途径、多部门的协调合作，从单纯的疾病预防扩大到心理行为和社会预防，从个人预防转变为以个体、家庭和社区的全方位的综合预防。

5. 以循证保健指导决策　只有利用循证保健的结果作为制订社区预防保健措施的依

据，才能使社区预防保健更具有针对性和科学性。社区卫生工作人员应树立循证保健的理念，在循证基本步骤（提出问题、寻找可靠证据、评价证据的真实性）的基础上制订科学合理、切实可行的社区预防保健计划，实施预防保健系统管理。

知 识 链 接

循证医学

循证医学即遵循证据的医学，是把最佳研究证据与临床专业技能和患者的价值整合在一起的医学。其核心思想是：任何医疗决策的确定都应基于客观的临床科学研究依据。循证医学的实施步骤包括：①从患者存在的问题提出临床面临的需要解决的问题；②检索解决有关问题的证据资料；③评价这些证据资料的真实性和有效性；④在临床上实施这些有用的证据结果；⑤进行实施后效果评价。

6. 注重实施过程的监测和评估　在实施社区预防保健工作时，必须进行科学、有效的监测和评估，并将结果及时反馈给决策者和实施者，以便评价针对个体或群体的策略和措施的效果，为下一步工作计划的制订提供依据。

（二）社区预防保健的内容

社区卫生服务是基于社区的一种综合性的基本卫生服务，是提高社区居民健康水平的重要保障。其服务不仅要方便群众看病，还应开展健康教育，传授卫生常识及防病保健工作。社区预防保健是针对不健康的行为和生活方式、疾病、伤害等采取三级预防的策略，开展社区健康促进和开展重点人群的预防保健工作。主要工作内容有以下几方面。

1. 传染病的预防与控制

（1）急性传染病的预防与控制　包括急性传染病的报告、调查、管理和处置。

（2）免疫接种　为辖区内免疫接种对象（包括常住人口和流动人口）建立规范的证、卡、薄资料，疫苗和冷链管理，实施免疫接种工作；常规免疫接种率调查，计划免疫资料管理；免疫预防相关疾病的发现、监测和报告；预防接种反应与事故的发现、登记、报告与处理；协助开展人群免疫状况、免疫效果评价等工作。

（3）流动人口及家庭病床管理　除做好流动人口传染病预防和控制工作外，还需要为外来人口进行健康检查，开展防病宣传教育工作。同时，做好感染性疾病疫点消毒，如托幼机构、托老机构等预防性监测消毒管理。

2. 社区常见疾病的预防　开展社区口腔卫生宣教和儿童牙病监测，建立牙病资料，实施社区牙病防治工作；开展社区眼病防治，宣传防盲治盲的卫生知识，提高人群疾病的预防水平；加强社区精神卫生防治，普及精神卫生知识，落实精神病患者的看护、随访、管理、督导和康复措施。

3. 慢性病管理　通过建立社区家庭健康档案，对人群健康状况进行监测，重点做好高血压、糖尿病、肿瘤等常见的慢性病高危人群监测、组织和管理，针对存在的危险因素开展社区健康教育、行为干预，预防和控制疾病的发生；对慢性病患者实施规范化管理，定期随访、指导用药、定期监测，从而防止疾病进一步恶化。

4. 重点人群保健

（1）儿童保健　新生儿建卡、访视；婴幼儿期的母乳喂养指导；生长发育监测与管理；托幼机构的卫生指导。

（2）妇女保健　开展妇女各个生命周期的预防保健工作，如指导新婚期妇女避孕和优生优育，宣传性卫生和性保健知识；孕期的建册、随访和管理；产后访视；妇科常见疾病的防治；妇女更年期的保健指导。

（3）老年人保健　为社区老年人建立健康档案，评估老年人的健康状况和健康需求，开展有针对性的老年保健服务。

5. 卫生监督和协管　开展社区环境卫生、食品卫生与营养、职业卫生和学校卫生的监督管理，消除危险因素对人群健康的影响；预防和控制意外事件的伤害；协助相关部门做好健康危险因素的监测。

6. 信息收集和报告　实时监测辖区内突发公共卫生事件、传染病的疫情、人口出生情况、居民死因调查统计、慢性病发病监测及成人行为危险因素监测的资料收集和报告，并负责相关信息的核实及漏报的调查。

二、社区健康检查

社区常用的健康检查方法有社区健康普查、社区健康筛检。

（一）社区健康普查

1. 概念　社区健康普查是指在社区特定范围内，以预防疾病、促进健康为目标，针对社区特定的人群，在规定的时间内利用简易设备，进行有计划、有组织、有目的的健康检查。

2. 目的

（1）了解社区居民健康状况，进行有针对性的健康干预。

（2）早期发现人群中的某病患者及存在的危险因素，早期诊断，早期治疗。

（3）通过健康普查，使被检查者获得个体的相应健康信息，意识到自己潜在和现存的健康问题，提高对健康的关注和认识，自觉地采取健康行为。

（4）为社区人群疾病的预防、健康指导和健康促进提供依据。

3. 内容　社区健康普查的内容和项目，可以根据不同的年龄层、疾病类型、工作单位等特征来决定。

（1）婴幼儿的生长发育普查　如体格和智能发育的检查、听力的测试、眼部检查等。

（2）育龄妇女健康普查　如乳腺疾病、子宫颈炎、子宫肌瘤、子宫颈癌的检查。

（3）成年人多发病和慢性病普查　如高血压、心血管疾病、脑血管疾病、糖尿病、恶性肿瘤的普查。

（4）老年人健康普查　白内障、骨质疏松症、高血压、心血管疾病、脑血管疾病、糖尿病、恶性肿瘤的普查。

（5）常见传染病普查　如结核病、乙型肝炎、艾滋病及性病的普查。

4. 组织与实施

（1）居民健康调查　通过多种途径进行居民健康调查，可以发现社区重要的健康问题，为社区健康普查提供依据。需要做如下工作：①收集调查资料，可利用居民健康档案、门诊就诊记录、社区诊断资料和原始资料的统计数据。②确定健康问题和健康普查人群，通过对资料的汇总、整理、分析和评估，筛选健康问题，明确普查人群，确定健康体检的项目。

（2）普查前的准备工作　在进行健康普查前，应做好如下准备工作：①准备相关资料，如健康体检表、问卷调查表、问诊记录单、宣传资料等。②确定普查时间、场所及普查人群，通过村（居）委会、社区公告栏、广播、短信、媒体等途径提前一周发布信息。③准备场所和设备，根据普查的主题和人群，做好普查场所、仪器设备和物品的准备。④分工合作，根据普查对象的基本情况和工作要求，明确参检工作人员的分工，并集中培训，规范表格书写，统一标准，统一方法。⑤确定检查结果的反馈形式，及时将普查结果反馈给普查对象。

（3）实施健康普查　普查时的工作：①确认健康普查的流程及相关科室的准备，如接待室、候检室、问诊室、诊疗室、检查室和保健指导室。②检查安放的设备及仪器、测量工具及消毒用具。③工作人员做好普查各环节的协调和普查对象的解释工作。④记录核对，对普查人群的整体和个体情况做好全面、规范的登记、核对，并回收健康检查记录单，以确保资料齐全。

（4）普查后的工作　①整理普查资料，进行工作总结。总结内容包括：接受普查的人数；被检查者存在的健康问题和咨询事项是否得到了解释和回答，是否进行了指导和处理；需要连续进行指导的人是否做了具体的计划和安排。②对健康普查工作进行评价，包括预期效果评价、实施过程评价和结果评价。

（二）社区健康筛检

筛检是指应用快速简便的实验室检测手段或其他方法，从健康人群中筛查出可能患有某种疾病患者的过程。筛检主要用于早期发现患有某种疾病的人，仅是一种初步的检查手段，不能作为最后确诊的依据。

筛检可以针对某患病率高的疾病群体进行普查，也可以对高危人群进行筛查。对确定的高危人群采取一级预防，延缓疾病的发生；对早期发现的患者采取二级预防，提高疾病的治愈率。

社区健康筛检是一项预防性的健康检查，因筛检对象多，涉及面广，需要足够的人力、物力和财力的保证及相关部门的协同参与，制订科学的、系统的活动计划。在实施的过程中应考虑所筛检的技术对人体的健康是安全无害的，并易于被检查者接受，对筛检结果"阳性"者应监督其接受进一步诊断和治疗。

三、社区健康档案

社区健康档案是记录社区内有关居民个人、家庭及群体健康状况资料的系统化的文件或资料库，是开展社区卫生服务的主要依据。科学、完整和系统的居民健康档案，是全科医生和社区护士掌握社区居民健康状况的基本工具，也是为居民提供连续性、综合性、协调性社区卫生服务的重要依据。建立健康档案和动态管理健康档案是社区护士的主要工作之一。

（一）社区健康档案概述

1. 建立社区健康档案的目的和意义

（1）掌握社区居民的基本情况和健康现状　健康档案记载着居民个人和家庭的基本情况和健康状况，尤其是健康问题的形成、发展和转归过程中的健康危险因素和干预效果，从健康档案中可以获取社区居民的基本情况和健康现状。

（2）掌握社区居民存在的健康问题　分析健康档案中个人、家庭和社区的健康状况，从而找出存在的健康问题，可为制订临床预防、诊断、治疗和社区护理提供可靠依据。

（3）利于开展社区护理工作　社区卫生服务机构可以定期对不同群体进行体检、发放健康服务卡、开通急救呼叫系统等服务，可以使居民享受 24 小时居家护理照顾；老年人还可享受多种优惠和优质服务，以及健康教育服务；可与医院合作，开展定向转诊和患者选择医护人员等服务，方便每个服务对象。

（4）利于开展全科医疗服务　建立健康档案可以将服务对象的健康状况根据病种进行分类管理，从而提供优质、方便、快捷的医疗、保健和护理服务。每年一次或两次将健康检查数据录入计算机，并进行统计学处理，可随时对个人健康情况进行对比，通过分析连续资料，对居民健康进行动态监测和管理。

（5）评价社区卫生服务质量和技术水平　居民健康档案为社区卫生服务的管理提供了基础性资料，是监督和评估社区卫生服务质量和技术水平的重要部分。

（6）为教学和科研提供信息资料　健康档案是医疗、护理学研究的基础。经过计算机管理的健康档案，不仅能动态管理和观察社区居民个人的健康指标，而且是医学、护理科研和教学的重要资料。

（7）为司法工作提供依据　健康档案是一个服务记录的完整资料库，健康档案的原始记录具有全面、客观和公正的特点，可以为解决医疗护理纠纷或某些司法问题提供客观依据。

2. 社区健康档案的建档对象　居民健康档案建立要遵循自愿与引导相结合的原则，建档对象为辖区内常住居民，包括居住半年以上的户籍居民及非户籍居民。应优先建立0～6岁儿童、孕产妇、老年人、慢性病患者和精神疾病患者等重点人群的健康档案。

3. 建立居民健康档案的方法　《国家基本公共卫生服务规范（2011年版）》城乡居民健康档案管理服务规范中对居民健康档案的建立作了如下要求。

（1）辖区居民到乡镇卫生院、村卫生室、社区卫生服务中心（站）接受服务时，由医务人员负责为其建立居民健康档案，并根据其主要健康问题和服务提供情况填写相应记录。同时为服务对象填写并发放居民健康档案信息卡。

（2）通过入户服务（调查）、疾病筛查、健康体检等多种方式，由乡镇卫生院、村卫生室、社区卫生服务中心（站）组织医务人员为居民建立健康档案，并根据其主要健康问题和服务提供情况填写相应记录。

（3）已建立居民电子健康档案信息系统的地区应由乡镇卫生院、村卫生室、社区卫生服务中心（站）通过上述方式为个人建立居民电子健康档案，并发放国家统一标准的医疗保健卡。

（4）将医疗卫生服务过程中填写的健康档案相关记录表单，装入居民健康档案袋统一存放。农村地区可以家庭为单位集中存放保管。居民电子健康档案的数据存放在电子健康档案数据中心。

确定健康档案建立对象的操作过程见图2-1。

（二）社区居民健康档案的种类和内容

社区居民健康档案包括个人健康档案、家庭健康档案和社区健康档案。个人健康档案和家庭健康档案采用以问题为导向的记录方式，社区健康档案则需要通过社区健康调查将社区卫生服务状况、卫生资源及居民健康状况进行统计分析后才得以建立。

1. 个人健康档案　个人健康档案内容包括个人基本信息、健康体检、重点人群健康管理记录和其他医疗卫生服务记录。《国家基本公共卫生服务规范（2011年版）》对此有如下基本要求。

（1）居民健康档案封面　包括姓名、现住址、户籍地址、联系电话、乡镇（街道）名称、村（居）委会名称、建档单位、建档日期、建档人、责任医生（表2-1）。

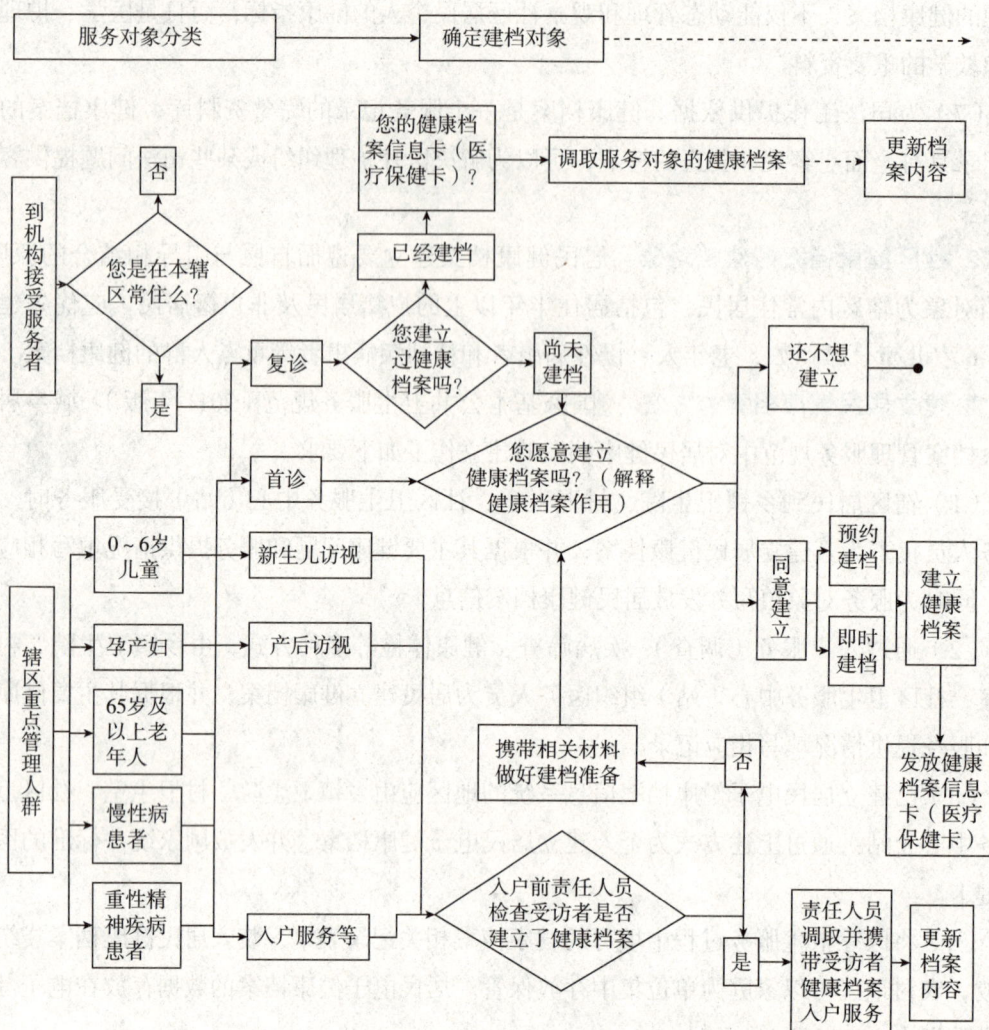

图 2-1　建档对象流程图

［摘自《国家基本公共卫生服务规范（2011 年版）》城乡居民健康档案管理服务规范］

（2）个人基本资料　包括个人一般资料、既往健康状况、文化资源、个性特征、健康行为与生活习惯、心理评估、社会支持系统、特殊生活事件（表 2-2）。

（3）健康体检　包括一般健康检查、生活方式、健康状况及其疾病用药情况、健康评价等。

（4）重点人群健康管理记录　包括国家基本公共卫生服务项目要求的 0～6 岁儿童、孕产妇、老年人、慢性病和严重精神疾病患者等各类重点人群的健康管理记录。

（5）接诊记录表　主要包括就诊者的主观资料、客观资料、评估、处置计划等。

（6）其他医疗卫生服务记录　包括上述记录之外的其他接诊、转诊、会诊记录等（表2-3、表 2-4）。

表2-1 居民健康档案封面

编号□□□□□□ – □□□ – □□□ – □□□□□

居民健康档案

姓　　名：_____

现 住 址：_____

户籍地址：_____

联系电话：_____

乡镇（街道）名称：_____

村（居）委会名称：_____

建档单位：_____

建 档 人：_____

责任医生：_____

建档日期：____年____月 __日

表2-2 个人基本资料

1. 个人一般资料

姓名：_____ 性别：____出生：_____年____月

籍贯：_____职业：____民族：_____文化程度：_____

婚姻：_____家庭角色：_____ 血型：_____

工作单位：_____ 单位电话：_____

个人身份证号：_____邮编：_____

医疗费用承担形式：自费□ 公费□ 医疗保险□ 合作医疗□

定点医院：①_____ ②_____ ③_____

2. 既往健康状况

曾患主要病史：_____ 现患史：_____ 药物过敏史：_____

家族史：_____个人史（包括月经史、生育史）：_____

住院史：_____手术史：_____

3. 文化资源

医疗知识：0 1 2 3 4 5 健康价值观：0 1 2 3 4 5

自我保健能力：好□ 一般□ 差□ 迷信：信□ 不信□

宗　　教：基督教□ 天主教□ 佛教□ 伊斯兰教□ 其他：__

4. 个性特征

气质类型：胆汁型□ 多血质□ 黏液质□ 抑郁质□ 混合型□

性格倾向：外向□ 内向□ 不典型□

行为类型：A 型□ B 型□ C 型□

智　　商：智力障碍：是□ 否□

5. 个人行为与生活习惯

身高：_____（cm）　体重：____（kg）　血压：_____（mmHg）　性格：_____

睡眠习惯：_____

锻炼身体：经常□　不经常□　不锻炼□

锻炼方式：跑步□　气功□　太极拳□　游泳□　登山□　郊游□　其他□

吸烟史：有□　无□　每天吸烟支数：_____烟龄：从_____年至_____年

饮酒史：有□　无□　每天____餐　每餐____两　酒的类型：_____

饮食习惯：高盐□　　高脂□　甜食□　高蛋白□　高能量□
　　　　　少纤维□　荤食□　素食□　喜热量□　喜生食□

6. 心理评估

保健知识的需求：有□　无□　对定期体检的态度：必要□　不必要□

对慢性病的康复信心：有□　无□　情绪状态：稳定□　不稳定□

7. 社会支持

家庭主要经济来源：_____

同事 0 1 2 3 4 5　　朋友 0 1 2 3 4 5　　亲戚 0 1 2 3 4 5　　邻居 0 1 2 3 4 5

领导 0 1 2 3 4 5　　机构 0 1 2 3 4 5　　社团 0 1 2 3 4 5　　医生 0 1 2 3 4 5

8. 特殊事件

失业□　　离婚□　　丧偶□　　意外事故□　　其他□

表2-3　会诊记录

会诊时间		会诊申请人		备注
原因				
会诊医师		会诊诊断		
处理				

表2-4　双向转诊记录

转诊日期		转至地点	
转诊医师		转诊诊断	
转诊原因			
接诊医师		接诊诊断	
转回时间		转回诊断	

续表

存在的问题及建议	
接诊医生	接诊护士

2. 家庭健康档案　家庭健康档案主要是记录与居民健康有关的各种家庭危机及家庭健康问题的系列资料。包括封面、家庭基本资料、家系图、家庭卫生保健记录、家庭健康相关资料、家庭主要健康问题目录和问题描述、家庭各成员健康资料（其形式与内容如前述个人健康档案）。

（1）封面　包括档案编号、户主姓名、详细住址、联系电话、邮编，以及社区、建档单位、建档医生、建档护士、建档日期等内容（表 2-5）。

（2）家庭基本资料　包括家庭住址、居住环境、卫生设施、家庭经济状况及家庭各成员基本情况等（表 2-6、表 2-7）。

表 2-5　家庭健康档案封面

编号□□□□□□ – □□□ – □□□ – □□□□□

家庭健康档案

户主姓名：_____

详细住址：_____

联系电话：_____

邮　　编：_____

社　　区：_____

建档单位：_____

建档医生：_____

建档护士：_____

建档日期：_____年___月___日

表 2-6 家庭基本情况

一、家庭位置

集居_____ 孤居_____ 离医疗点_____m

离公路_____m 离派出所_____m

离学校_____m 离商店_____m

二、住房情况

楼房_____ 平房_____ 住房面积_____m²

人均面积_____m² 个人的隐私空间：有____无____

三、居住环境

通风：好□ 一般□ 差□ 采光：好□ 一般□ 差□

湿度：好□ 一般□ 差□ 保暖：好□ 一般□ 差□

卫生：好□ 一般□ 差□

四、厨房及卫生设施

厨房：独用□ 混用□ 排 烟：好□ 不好□

卫生：好□ 一般□ 差□ 生熟食品：分□ 不分□

燃料：煤气□ 液化气□ 煤□ 木柴□ 其他□

饮用水：自来水□ 井水□ 河水□ 其他□

厕所：户外□ 户内□

五、家用设施

家用电器：电灯□ 电话□ 电视机□ 空调□ 冰箱□ 其他□

六、经济状况

经济来源：

年总收入_____元 年人均收入_____元 总支出_____元

表 2-7 家庭各成员基本情况表

编号	姓名	性别	出生年月	与户主关系	职业	文化	婚姻	患病情况

（3）家系图 家系图即家庭结构图，是收集和分析家庭健康资料的主要工具。它以绘图的方式表示家庭结构及各成员的健康和社会资料，是简明的家庭综合资料，其使用符号有一定的格式（详见模块五之项目二）。

（4）**家庭卫生保健记录** 记录家庭环境的卫生状况、居住条件、生活起居方式，是评价家庭功能、确定健康状况的重要参考资料。

（5）**家庭健康相关资料** 包括家庭结构、功能、家庭生活周期等资料（详见模块五之项目一）。

（6）**家庭主要健康问题** 目录中记载家庭生活压力事件及危机的发生日期、问题描述及结果等。

（7）**家庭各成员健康资料** 同个人健康档案。

3. 社区健康档案 社区健康档案是由全科医生和社区护士提供的、以社区为范围的、协调性的医疗保健服务的必备工具，是了解社区卫生工作状况、确定社区中主要健康问题及制定卫生保健计划的重要文件资料。完整的社区健康档案主要包括四部分内容。

（1）**社区基本情况资料** 包括社区的自然环境及资源分布概况、人文和社会环境状况、经济和社会发展、社区组织现状及社区动员潜力等。

（2）**社区卫生服务资料** ①卫生服务机构，包括医疗保健机构、福利机构、医学教育机构等。每个机构的服务范围、优势服务项目、地点等均有必要记录在社区档案中。医生可根据以上情况进行转诊、咨询等，从而充分利用卫生资源，为居民提供协调性保健服务。②卫生人力资源，包括本辖区各类卫生服务人员及卫生相关人员的数量、年龄结构、职称结构、专业结构等。

（3）**社区卫生服务状况** 包括：①医疗服务统计，如一定时期的门诊量、常见健康问题种类及构成、门诊疾病种类及构成。②家庭访视和居家护理的人次、转诊统计，转诊统计包括转诊率、患病种类及构成、转诊单位等。③住院统计，包括住院患者数量（住院率）、患病种类及构成、平均住院天数、住院起止时间等。

（4）**社区居民健康状况** 包括社区人口学资料、社区居民患病资料、社区人口死亡资料、社区人群行为方式与危险因素资料等。

（三）社区居民健康档案的管理

1. 选择合适的建档方式 完整的社区居民健康档案包括个人健康档案、家庭健康档案和社区健康档案。但实际工作中3种档案并不是完全分开的，许多社区在建立个人健康档案的同时也收集个人家庭资料，个人健康档案又是社区健康档案的基础资料。

2. 建立健全管理制度 为使健康档案完整、准确，能全面反映个人、家庭和社区的健康状况，有必要制定有关健康档案的建立、保管、使用和保密制度。健康档案管理需具备必需的档案保管设施，按照防盗、防晒、防高温、防火、防潮、防尘、防鼠、防虫等要求妥善保管健康档案，指定专（兼）职人员负责健康档案管理工作，保证健康档案完整、安全。电子健康档案应有专（兼）职人员维护。

居民健康档案管理具体要求与操作流程见图2-2。

```
┄┄┄┄┄┄┄┄ [居民健康档案的建立] ──────→ [居民健康档案的使用和维护]
```

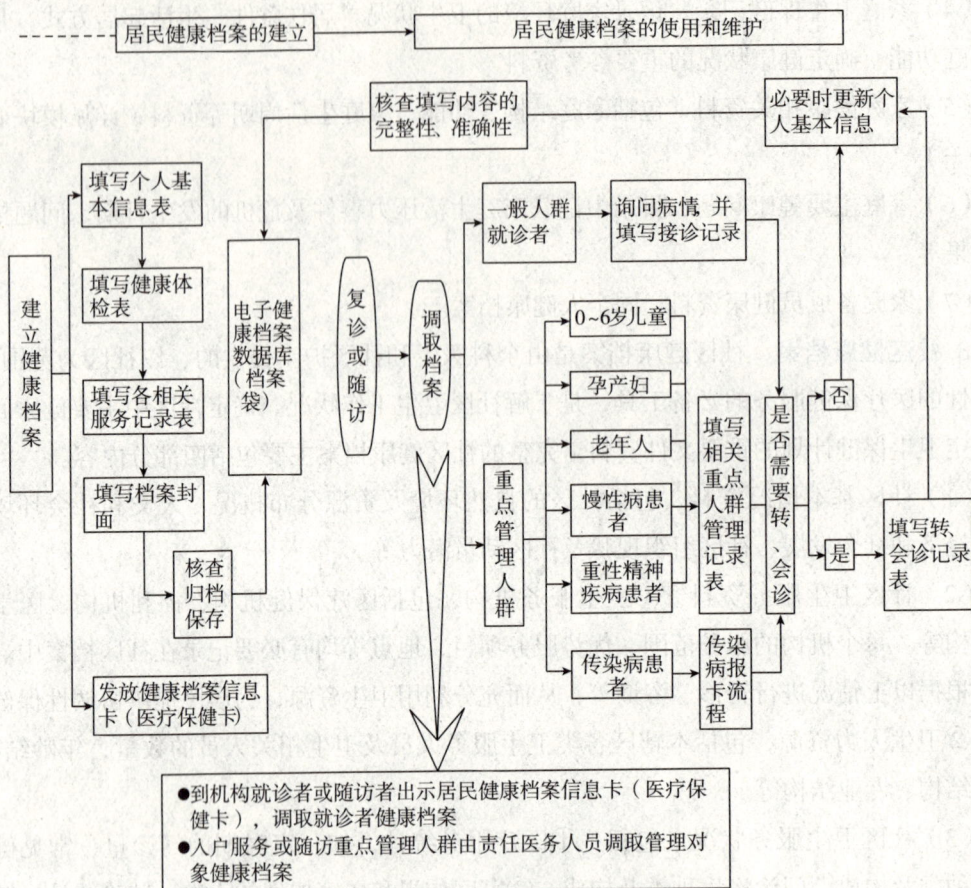

图 2-2 居民健康档案管理流程图

[摘自《国家基本公共卫生服务规范（2011 年版）》城乡居民健康档案管理服务规范]

3. 有效利用健康档案　健康档案建立后要定期或不定期地分析有关内容，及时发现个人、家庭和社区的主要健康问题，有针对性地提出防治措施，充分发挥健康档案在提高居民健康水平中的作用。

电子化健康档案建立后，可以多个使用者可共享，避免重复登记、重复检查造成的资源浪费。同时，基于这一电子平台，社区医护人员可通过电话语音、网络通知患者诊疗措施或进行社区保健服务咨询。因为健康档案资料中可能会涉及个人隐私，在共享时要注意其准入制度，没有权限或没有得到允许者不能随便进入该系统，更不能做任何修改。

4. 健康档案保管与使用　健康档案要统一编号，集中放在社区卫生服务中心（站）或门诊部，并由专人负责保管。档案在装订时，以户为单位，家庭健康档案在前，个人健康档案附后。《国家基本公共卫生服务规范（2011 年版）》中对居民健康档案的使用做如下要求。

（1）已建档居民到乡镇卫生院、村卫生室、社区卫生服务中心（站）复诊时，应持居民健康档案信息卡（或医疗保健卡），在调取其健康档案后，由接诊医生根据复诊情况，及时更新、补充相应记录内容。

（2）入户开展医疗卫生服务时，应事先查阅服务对象的健康档案并携带相应表单，在服务过程中记录、补充相应内容。已建立电子健康档案信息系统的机构应同时更新电子健康档案。

（3）对于需要转诊、会诊的服务对象，由接诊医生填写转诊、会诊记录。

（4）所有的服务记录由责任医务人员或档案管理人员统一汇总、及时归档。

项目二　流行病学在社区护理中的应用

案例导入

某社区有10万人，2010年各种死因死亡者共1340人。流行病学资料显示，该年共有结核病患者312例，原有结核病患者438例，其中524例男性、226例女性。同年有68例结核病患者死亡，其中38例男性、30例女性。计算该社区的病死率、死亡率、发病率和患病率。

问题：1. 什么是流行病学？流行病学研究的方法有哪些？

2. 什么是死亡率、病死率、发病率和患病率？如何计算？

社区护理工作需了解社区人群的健康与疾病状况及其变化规律和影响因素，评价社区护理措施的干预效果等。要实现这一目的，必须运用流行病学调查研究方法开展调查研究，指导社区护理和健康管理工作。

一、流行病学概述

（一）流行病学的概念

流行病学（epidemiology）是研究疾病与健康状况在人群中的分布及其影响因素，以及制订和评价预防、控制和消灭疾病及促进健康的策略和措施的科学。该定义有以下四层含义。

1. 研究的对象是人群，且是具有某特征的人群。

2. 不仅研究疾病，而且研究健康状况。

3. 主要研究内容包括揭示现象、找出原因、提供措施、评价效果，研究的重点是疾病和健康状况的分布及其影响因素。

4. 目的是为控制和消灭疾病、促进健康提供科学的决策依据。

（二）流行病学研究的内容

随着医学模式的改变和流行病学学科的不断发展，其研究范围与用途有所扩展。

1. 描述疾病或健康状况的分布　流行病学调查通过疾病在人群中发生、发展和消失的表现，描述疾病在不同时间、不同地区和不同人群中发生多或少的现象，即疾病的人群现象或称疾病分布，这是流行病学研究的起点和基础。

2. 探讨疾病的病因和发病机理　通过现况调查，获得疾病分布情况和病因线索，根据线索，拟定假设来解释疾病分布情况、发病原因及机理，然后利用流行病学分析法、实验法检验假设的正确性，从而确定病因和发病机理。有些疾病通过流行病学调查提供的病因线索，继续分析、追踪，获知其疾病发生的原因及发病机理，如急性呼吸窘迫综合征（SARS）；有些疾病通过流行病学调查获知某些因素是引起疾病的重要因素之一，如吸烟是引起肺癌的重要因素；有些疾病至今病因不明，如原发性高血压、恶性肿瘤等。

3. 用于疾病的诊断、疗效评价和估计预后　通过建立、检验和验证病因假设，探讨疾病在特定的时间、地点和人群中的表现，发现患者的流行病学特征，研究疾病的发展史，提高诊断水平。通过实验研究，选择治疗方案和估计疾病的预后，预测疾病的结局。

4. 为制订疾病防控、促进健康的措施提供科学依据　通过流行病学调查，获得了某种疾病的发病原因和机理，据此制订有效的预防控制措施，以防控该疾病的发生和流行。如SARS，一个新的传染病流行，由于初期对其认识不足，致使在全国范围内流行。通过流行病学调查，对其分布情况、发病机理、传播途径有了新的认识，据此制订了有效的预防控制SARS的措施，从而成功阻止了其在全国范围的更大流行。

（三）流行病学研究的方法

流行病学研究的方法分为观察法、实验法和数理法（图2-3）。

1. 观察法　观察法也称观察性研究，是指不进行任何干预，观察研究对象在自然状态下的疾病和健康问题，从而获得资料的一种方法。观察法可分为描述性研究和分析性研究两种类型。

（1）描述性研究　也称描述流行病学，是利用已有的资料或通过观察和调查记载的资料，描述疾病或健康在不同时间、不同地区和不同人群分布特征。如对某疾病的情况了解不多的时候，往往从描述该病的分布特征着手，从而获得有关研究假设的启发，进而逐步建立研究假设，为分析流行病学提供线索。描述流行病学是社区护理评估、社区诊断的常用方法。常用的描述性研究有现况研究、疾病监测和生态学研究。

（2）分析性研究　也称分析流行病学，是对所假设的病因或流行因素在人群中探讨疾病发生的条件和规律，从而验证所提出的假设。分析流行病学是纵向研究，常常要持续一段时间，并选定一个或多个供比较的对照组。常用的分析性研究有病例对照研究和队列研究两种。

2. 实验法 实验法也称实验性研究，是通过比较干预措施后的实验组人群与对照组人群的结果，从而判断干预措施效果的一种前瞻性研究方法。实验性研究可分为现场实验、临床试验和社区干预试验。

3. 数理法 数理法也称理论性研究，是在观察性研究和实验性研究的基础上，用数学公式定量描述病因与宿主之间的数量关系，从而预测疾病的流行规律。

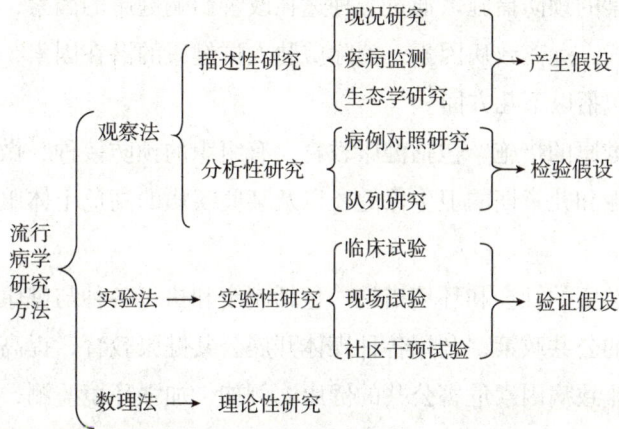

图 2-3　流行病学研究方法分类

二、疾病发生的条件与三级预防

（一）疾病的发生

1. 病因的概念 流行病学中的病因一般称为危险因素，是指使某病发病概率增加的因素。随着疾病谱和医学模式的转变，人们对病因的认识在不断变化。

2. 疾病发生的基本条件 即致病因子、宿主和环境，又称疾病发生的三要素。当三个要素同时存在、相互作用、在一定条件下平衡失调时，才能发生疾病。

（1）致病因子　能引起疾病的因素统称为致病因子，是疾病发生和流行的直接病因和首要条件。致病因子根据性质可分为生物因素、物理因素和化学因素。各种致病因子的致病能力由以下三方面因素决定：①致病因子毒性或毒力的强弱。②环境中致病因子的剂量或浓度。③致病因子进入体内后的变化规律。

（2）宿主　宿主是能给病原体提供营养和生存场所的生物体，包括人和动物。人的多方面因素与疾病有关，如生理特征（年龄、性别、妊娠、营养、免疫和健康状况等）、行为特征（性格、嗜好、风俗、习惯等）和遗传特征（染色体和基因）。

（3）环境　人类生活的环境包括自然环境和社会环境，两者对疾病的发生有重要的影响。病因和宿主均处于环境中，三者相互作用从而决定疾病是否发生。环境因素不但影响致病因子的存在、分布和强度，还影响宿主对病因的易感性和暴露机会。

（二）疾病的三级预防措施

疾病的预防不仅仅是指预防疾病的发生，还包括疾病发生后阻止或延缓疾病发展及切断或减少其传播，最大限度地减少疾病造成的危害的所有措施。因此，预防疾病可以根据疾病自然史的不同阶段，相应采取不同的措施，即疾病的三级预防。

1. 一级预防　一级预防又称病因预防，是指在疾病发生之前，对健康人群采取的控制和消除致病危险因素的预防措施。通过各种途径改善影响健康的因素，指导健康人群建立良好的生活行为方式，远离致病因素，消除威胁人群健康的潜在因素，达到控制疾病发生的目的。具体措施包括以下几方面。

（1）针对个体健康的措施　包括健康教育、有组织的预防接种、做好婚前检查和禁止近亲结婚、注意妊娠和儿童期的卫生保健，以及某些疾病的高危个体服用药物预防疾病的发生等措施。

（2）针对人群健康的社会和环境措施　包括制定和执行各种与健康有关的法律、规章制度及有益于健康的公共政策；利用各种媒体开展公共健康教育，提高公众的公共健康意识和自控能力；防止致病因素危害公共的健康。例如，加强环境监测，开展卫生防护；加强食品卫生的执法监督；修建公共体育场所；禁止在公共场所吸烟等措施。

（3）其他预防措施　意外伤害预防和自救技巧、用药安全指导、心理致病因素等危险因素的预防工作。

在疾病的三级预防措施中，一级预防是预防、控制和消灭疾病最根本、最积极的措施，是杜绝疾病发生，降低疾病发病率的关键环节。一级预防措施的落实情况，是社区卫生服务内容的直接体现，也是评价社区预防保健的指标。

2. 二级预防　二级预防又称临床前期预防，或"三早"或"五早"预防，是在疾病的潜伏期（临床前期）为了阻止或减缓疾病的发展、促使疾病好转或痊愈而采取的早期发现、早期诊断、早期治疗的"三早"预防措施。对于传染病，除采取"三早"预防措施外，还应采取早期报告、早期隔离的措施，以切断或减少其传播，即做到"五早"预防。

（1）早期发现　主要有普查、筛选、定期健康检查、群众自我检查、高危人群的重点项目检查和设立专科门诊等方法。

（2）早期诊断　在早期发现的基础上，通过提高医务人员的诊断水平，尽早明确诊断。

（3）早期治疗　疾病一经诊断，应及时治疗，以利于疾病的转归。早期治疗措施包括早期用药、合理用药、心理治疗、做好护理工作等。

3. 三级预防　三级预防又称临床期预防，是在疾病的临床期（又称发病期），针对确诊的患者采取及时、有效的治疗和功能康复措施。其目的是防止伤残或死亡，促进功能恢复，力争病而不残、残而不废，提高患者的生存质量，延长其寿命，降低病死率。

三级预防措施贯穿于疾病的全过程。对不同类型的疾病，三级预防策略的侧重点有所不同。一级预防主要适用于病因较明显的疾病预防；二级预防主要是对病因不甚明确的疾病采取的措施；当疾病已不可逆转时主要靠三级预防措施。

三、流行病学与社区护理

（一）流行病学与社区护理的关系

社区护理与流行病学的共同点是均关注群体的健康和疾病的预防。不同点是流行病学侧重关注社区人群健康及疾病的分布、影响分布的因素、病因及疾病预防和控制；社区护理关注的是在社区生活的个人、家庭、群体和社区整体的健康水平与健康状况。因此，流行病学研究的重点是人的疾病与健康，社区护理研究的重点是人的生活健康。

（二）社区护理相关的流行病学应用

社区护理使用流行病学调查方法的目的是用流行病学调查方法对人群的疾病和健康问题进行调查，将结果用于社区护理和社区居民的健康管理，制定健康相关政策并应用于卫生行政管理。与社区护理相关的流行病学应用主要有以下几个方面。

1. **进行社区护理评估**　社区护士应用流行病学的方法对社区人群的健康状况、与健康相关的危险因素及可利用资源进行社区人群健康评估；对社区的环境、卫生资源、人力资源等卫生资料进行系统的收集、统计、分析和整理，进行社区的护理评估。

2. **进行社区诊断**　社区诊断是对社区人群的健康状况、影响健康的危险因素，以及可利用的卫生资源进行评估，从而为社区卫生服务提供科学依据。例如，通过流行病学调查，可以得知哪些是危害居民健康的主要疾病，它们与哪些行为与生活方式有关、与哪些环境因素有关。通过流行病学调查，了解社区环境状况、医疗卫生资源、居民卫生服务需求、居民卫生习惯和生活方式等。在了解情况的基础上确定社区卫生服务和社区护理工作的侧重点，科学制订社区护理计划、措施，并保证实施。

3. **发现高危人群及防控疾病**　通过疾病与健康状况的分布研究，提供疾病的某些危险因素或流行因素的线索，发现与疾病有关的高危人群（易患某病的人群），对疾病预防控制做到早期发现、早期诊断、早期制订措施等。

4. **了解疾病危险因素**　流行病学从疾病在不同人群中分布的差异出发，提出病因假设，并结合各种研究手段推理论证。研究的结论一是为进一步运用实验室技术证实确切病因指出方向；二是在确切病因尚未明确之前，人类至少可以有效地预防和控制疾病。

5. **了解导致疾病的流行因素**　就社区卫生服务而言，了解导致疾病的流行因素或途径，通常比了解病因更重要，是有针对性地预防和控制疾病的前提。

6. **评价护理干预措施和卫生服务效果**　对疾病的病因、分布和流行因素进行深入调查是制订社区护理干预措施、达到预防控制疾病的前提；在应用某项干预措施后，可通过疾病监测以判断疾病的发展趋势，评价预防措施的效果。常用的效果评价方法有：①比较疾病控制措施实施前后患病率的变化。②采用自然对照法。③分析医院临床病历。④与文献报道的结果进行比较。⑤进行现场实验研究。

四、社区护理中常用的统计学指标

（一）人口学统计指标

通过描述人群生命周期状况获得人口的动态变化。

1. 出生率　出生率亦称粗出生率，表示某地某年平均每千人口中所出生的活产人数，是反映一个国家或地区人口生育水平的常用指标，计算公式为：

$$出生率 = \frac{年出生人数}{同年年平均人口数} \times 1000‰$$

年平均人口数是指某一时期内各时点人口数的平均数。计算年平均人口数最常用的公式是算术平均法，即用期初人口数与期末人口数相加后除以2。

2. 死亡率　亦称粗死亡率，表示某地某年每千人口中的死亡人数，计算公式为：

$$死亡率 = \frac{某年死亡人口总数}{同年年平均人口数} \times 1000‰$$

死亡率可以按不同年龄、性别、职业、病种、地区、种族等分别计算死亡专率。常用的死亡专率如下。

（1）**年龄死亡专率**　表示某地某年龄组每千人口中的死亡人数，计算公式为：

$$年龄死亡专率 = \frac{某年某地某年龄组死亡人数}{同年该地同年龄组平均人口数} \times 1000‰$$

（2）**死因死亡专率**　表示某年每10万人口中由于患有某种疾病死亡的人数，计算公式为：

$$死因死亡专率 = \frac{某年某地某病死亡人数}{同年该地平均人口数} \times 100000/10万$$

死因死亡专率是死因分析的重要指标，反映的是各类病伤死亡对居民生命的危害程度。

（3）**婴儿死亡率**　是指某年不满周岁婴儿的死亡数占同年活产数之千分比。它是反映社会经济及卫生状况的一项敏感指标。

在婴儿死亡水平研究中要注意人群中0岁组死亡率与婴儿死亡率是不同的指标，婴儿死亡率也不表示婴儿在出生后一年内的死亡概率。

（4）**5岁以下儿童死亡率**　是指某年5岁以下儿童死亡数与同年活产数之比，以千分率表示。这是近几年来 WHO 和联合国儿童基金会用来评价儿童健康状况的常用指标。该指标主要反映婴幼儿的死亡水平。

3. 病死率 表示一定时期内（通常为 1 年），患某病的全部患者中因该病死亡者的比例。

$$病死率 = \frac{某时期内因某病死亡人数}{同期患某病的病人数} \times 100\%$$

该指标表示确诊疾病的死亡概率，既可表明疾病的严重程度，也可反映医疗水平和诊断能力，通常用于急性传染病，较少用于慢性病。

4. 人口自然增长率 每年平均每千人口中自然增加的人数。

$$人口自然增长率 = 出生率 - 死亡率$$

5. 生育率 表示某地平均每千名 15～49 岁孕龄妇女中的生育情况。

$$生育率 = \frac{某年出生人数}{同年平均孕龄妇女数} \times 1000‰$$

该指标是说明一个地区人口生育水平的基本指标，受当地人口的性别、年龄结构、婚姻状况和生育水平的影响。

（二）疾病统计指标

疾病统计指标主要用于对疾病与健康状况的测量，包括发病指标和反映疾病危害程度的指标。

1. 发病率 发病率是指在人群中某种疾病发生频率的指标，表示在一定期间内、一定人群中某病新病例出现的频率。

$$发病率 = \frac{一定期间内某人群中某病新病例数}{同时期暴露人口数} \times k$$

式中 k 为比例基数，不固定，可以是 100%、1000‰、10000/万、100000/10 万等，相应的出生率分别为百分率、千分率、万分率、10 万分率。比例基数可根据各指标的要求选用，原则上是使计算结果至少保留 1 位整数。

流行病学中可用作描述疾病的分布，通过比较某病不同人群的发病率来探讨发病因素，提出病因假说，评价预防和控制措施的效果。

2. 罹患率 通常指在某一局限范围，短时间内的发病率。观察时间可以日、周、旬、月等为单位。常用于描述疾病的暴发流行情况，如传染病等，是发病率的形式之一。

$$罹患率 = \frac{观察期内病例数}{同期暴露人口数} \times k$$

3. 患病率 患病率亦称现患率，是指某特定时间内总人口中曾患有某病（新、旧病例）所占的比例。根据时间不同可分为期间患病率和时点患病率。时点患病率的时间长度不超过 1 个月，期间患病率通常超过 1 个月。

$$时点患病率 = \frac{某一时点一定人群中现患某病新旧病例数}{该时点人口数} \times k$$

$$期间患病率 = \frac{某观察期间一定人群中现患某病的新旧病例数}{同期的平均人口数} \times k$$

期间患病率实际上等于某一特定期间内开始时的患病率加上该期间内的发病率。患病率通常用来表示病程较长的慢性病的发生或流行情况。

4. **感染率** 感染率是指平均每 100 位受检者中感染某病原体的人数。其性质与患病率相似，常用于传染病和寄生虫病统计。

$$感染率 = \frac{受检阳性人数}{受检总人数} \times 100\%$$

5. **续发率** 续发率是指在某些传染病最短潜伏期到最长潜伏期之间，易感接触者中发病的人数占所有易感接触者总数的百分率。

$$续发率 = \frac{一个潜伏期内易感接触者中发病人数}{易感接触者总人数} \times 100\%$$

（三）反映疾病防治效果的指标

1. **治愈率** 治愈率是指受治患者中治愈的频率，主要用于急性病危害或防治效果的评价。

$$治愈率 = \frac{治愈患者数}{受治患者数} \times 100\%$$

2. **有效率** 有效率是指治疗有效人数占受治患者人数的百分比，主要用于急性病危害或防治效果的评价。

$$有效率 = \frac{治疗有效人数}{受治患者人数} \times 100\%$$

3. **生存率** 生存率是指在接受某种治疗的患者或患某病的人中，经若干年随访（通常为 1、3、5 年）后，尚存活的患者数所占的比例。

$$n年生存率 = \frac{随访满 n 年尚存活的病例数}{随访满 n 年的病例数} \times 100\%$$

该指标反映的是疾病对生命的危害程度，用于评价某些病程较长疾病的远期疗效，如某些慢性病、癌症、心血管疾病等的研究。

复习思考

一、选择题

1. 健康档案的归档管理，一般以（　　）

    A. 个人为单位   B. 病种为单位

    C. 家庭为单位   D. 社区为单位

    E. 患者为单位

2. 居民健康档案不包括（　　）

    A. 预防接种档案   B. 个人健康档案

    C. 家庭健康档案   D. 社区健康档案

    E. 以上均对

3. 关于健康档案的说法不正确的是（　　）

    A. 可以促进全科医生的经验积累   B. 是教学和科研资料

    C. 可用于评价全科医生的服务质量和技术水平   D. 不可以作为医疗纠纷的法律依据

    E. 利于开展社区护理工作

4. 以下不属于流行病学研究方法的是（　　）

    A. 观察法   B. 描述性研究

    C. 数理法   D. 实验法

    E. 对比研究

5. 表示一定时间（一般为一年）内人群中发生某病新病例的频率是（　　）

    A. 发病率   B. 罹患率

    C. 死亡率   D. 感染率

    E. 患病率

6. 某社区卫生服务中心对社区内 689 名老年人中的高血压、冠心病、脑血管疾病和恶性肿瘤的患病情况进行调查，发现冠心病患者 32 人，其中当年发病的 3 人，当年因冠心病而死亡的 5 人。该社区冠心病的患病率和病死率分别为（　　）

    A. 患病率 1.61%；病死率 10.58%   B. 患病率 4.64%；病死率 15.63%

    C. 患病率 3.61%；病死率 15.93%   D. 患病率 4.61%；病死率 25.63%

    E. 患病率 5.21%；病死率 25.82%

二、案例分析

1. 小赵是某社区服务站的护士，在整理居民健康档案时发现，有的健康资料未及时放入档案袋，有的则放错了档案袋，导致无法连续提供居民的健康状况。

问题：（1）一份完整的居民健康档案包括哪些内容？

     （2）建立居民健康档案的方法有哪些？如何管理居民健康档案？

2.某社区共有 30 万人，其中男性 16 万人，女性 14 万人，新出生婴儿 450 人，死亡人数 3800 人。疾病普查发现，该社区有冠心病患者 4 万人，高血压患者 5 万人，糖尿病患者 2 万人。

问题：（1）以上资料可以使用哪些统计学指标？

（2）如何计算这些指标？

扫一扫，知答案

扫一扫，看课件

模块 三
社区健康教育与健康促进

【学习目标】

1.掌握社区健康教育、社区健康促进的概念，社区健康教育评估的内容与方法。

2.熟悉社区健康教育和社区健康促进相关理论、内容、程序。

3.了解社区健康促进主要活动领域。

健康是促进人全面发展的必然要求，是经济社会发展的基础条件，随着人们对健康需求的日益增长，社区健康教育和社区健康促进已成为促进居民健康、落实社区健康服务、实现社区资源有效利用、提高社区人群健康素养的重要内容，是解决当今社会主要公共卫生问题的重要手段，是实现"21世纪人人享有卫生保健"目标的战略性策略。

项目一　社区健康教育

案例导入

护士小林在建立某社区健康档案中发现，该社区居民的高血压患病率为15%，高于全国平均水平。通过与社区居民交谈及家庭访视得知：该社区多数居民喜欢吃咸食，生活规律性差，并认为这些不会导致严重疾病，对高血压疾病相关知识了解不够；该小区为富裕小区，成年男子多为公司经理或部门领导，主诉"工作忙，应酬多，精神压力大，休息和娱乐活动很少"，缺乏自我保健意识。

问题：1.请为该社区制定一个健康教育计划。

2.针对此社区，合适的健康教育方法是什么？

一、健康教育概述

（一）健康教育

1. 概念 健康教育（health education）是指通过有目的、有组织、有计划、系统的社会活动或教育活动，促使人们自觉地采纳有益于健康的行为及生活方式，消除或减轻影响健康的因素，从而达到最佳健康状态。健康教育的核心是教育人们树立健康意识，养成良好的生活方式及健康行为，保护和促进个体和群体健康。

2. 目的 健康教育不同于其他教育，是以教育的手段维持健康，其实质是一个干预过程，主要目的是促使个体或群体改变不良行为和生活方式，通过运用健康教育相关理论促使个体或群体掌握卫生保健知识，自愿采取健康的生活方式，有效利用现有的卫生保健资源，最终改善人们的健康状况，提高生活质量。

知 识 链 接

《健康中国 2030 规划纲要》战略主题

"共建共享、全民健康"是建设健康中国的战略主题。核心是以人民健康为中心，坚持以基层为重点，以改革创新为动力，预防为主，中西医并重，把健康融入所有政策，人民共建共享的卫生与健康工作方针，针对生活行为方式、生产生活环境及医疗卫生服务等健康影响因素，坚持政府主导与调动社会、个人的积极性相结合，推动人人参与、人人尽力、人人享有，落实预防为主，推行健康生活方式，减少疾病发生，强化早诊断、早治疗、早康复，实现全民健康。

来源：摘自《健康中国 2030 规划纲要》（http://www.gov.cn/）

（二）社区健康教育

1. 概念 社区是人群按一定方式和秩序生存和生活的实体，是开展健康教育活动的场所。社区健康教育（community health education）一般是指以社区为基本单位，以社区人群为教育对象，以促进居民健康为目标，有计划、有组织、有评价的健康教育活动。

2. 目的 社区健康教育是运用健康教育的理论与方法，解决和改善社区居民中存在的有关健康与卫生问题的实践过程。健康问题是指社区人群存在的躯体或心理方面的疾患及其有碍健康的各种危险因素；卫生问题是指卫生保健服务供求间的矛盾。开展社区护理健康教育的目的主要包括 5 个方面：①提高和促进社区人群健康和自我保护意识，积极培养居民的责任感。②增进居民自我保健的知识和技能。③促使居民养成有利于健康的行为和生活方式。④合理利用社区的保健服务资源。⑤降低和消除社区健康危险因素。

3. 意义 社区健康教育在改变不良生活方式方面有投资少、产出高、利润丰厚的特点，可减少慢性非传染性疾病对人类健康的威胁，能有效促进社区医疗保健资源的合理利用、节约社会资源、提高保健服务质量、降低医疗费用；帮助个人、家庭和社会建立预防疾病和维持自身健康的自我保健意识；帮助社区人群了解不良生活方式引起的后果，培养健康责任感，主动采纳健康行为，积极履行自我保健，增进自我保健的能力；开展不同领域的社区健康教育理论和实践研究，可促进健康教育的实践经验和理论发展，完善社区健康教育学科体系。

4. 对象

（1）健康人群 健康人群在社区占的比例最大，各年龄段的人群都有。他们认为疾病离他们很遥远，对健康教育持排斥态度。对这类人群的健康教育主要侧重于卫生保健知识和良好生活方式的养成，定期体检和健康评估，提高其对常见疾病的预防，增进健康。

（2）具有致病危险因素的高危人群 指那些目前尚健康，但本身存在某些致病的生物因素或不良行为与生活方式的人群。致病生物因素主要指遗传因素，如糖尿病、高血压、乳腺癌等家族遗传史的人群；不良行为与生活方式主要指高糖、高盐、高脂饮食，吸烟，酗酒等。对这类人群的健康教育应侧重于预防性健康教育，帮助他们了解疾病相关知识，掌握自我保健的技能，学习疾病的早期自我监测，纠正不良生活方式和行为习惯，消除致病隐患。

（3）患病人群 指各种急、慢性疾病的患者，包括临床期患者、康复期患者、残障期患者和临终患者。临床期患者渴望尽早摆脱疾病的困扰，健康教育应侧重于疾病治疗的相关知识；康复期患者对恢复健康的康复知识比较感兴趣；残障期患者的健康教育重点是指导其掌握相关的康复训练方法；对于临终患者，应帮助他们正确对待死亡，平静、安详地度过人生最后旅程。

（4）患者家属及照顾者 患者家属及照顾者与患者的接触时间最长，其言行对患者身心健康起着十分重要的作用。然而，他们中部分人可能会因为缺乏基本的护理知识，或因长期护理患者而产生躯体上和心理上的疲惫感，甚至厌倦，从而影响患者的治疗和康复。对患者家属及照顾者，健康教育应侧重于自我监测技能及家庭护理技能的教育。

（三）健康教育相关理论

人们的健康相关行为是一种复杂的活动，会受到遗传、心理、自然与社会环境等诸因素的影响，因此健康行为的改变尤为复杂。健康教育的核心是行为干预，国内外众多学者提出多种行为改变理论，以期说明和改变人们的健康相关行为，促进人类健康，主要有知－信－行模式、健康信念模式、阶段变化模式、人际行为改变模式、社区组织和建设模式等。下面重点介绍前两种模式。

1. 知－信－行模式 "知－信－行"是知识、信念和行为的简称。健康教育的知－

信－行模式（knowledge–attitude–belief–practice，KABP）实质上是认知理论在健康教育中的应用。

该模式主要阐述了行为的改变过程，其中卫生保健知识和信息是基础，正确的信念与态度是动力。

知是基础，信是动力，行动是目的。知识是行为改变的必要条件，具备了知识，还需采取积极的态度，态度是转变行为的前奏，对知识进行独立思考，逐步形成信念，就可支配人的行动。如戒烟行为的达成首先需要吸烟者知道烟草的危害性、危害程度，以及戒烟的益处、戒烟的知识等，逐步转变态度，并相信吸烟有害健康，确信自己有能力戒烟和戒烟有利于自身和家人等，戒烟才能成功。又如肥胖是引起冠心病和糖尿病的主要危害因素，而引起肥胖的主要原因是缺乏运动与不良生活方式，为改变人们的不良生活方式，应让人们了解肥胖对健康的危害、适当运动与合理饮食的好处，以及运动与饮食的相关知识。具备了知识，肥胖者才会形成肥胖有害健康的信念，对减肥形成积极态度，进而采取行动。可见，人们接受信息到行为改变要经历一系列复杂的过程，了解行为转变的过程，采取适当的健康教育策略，才能达到行为改变的目的（图 3-1）。

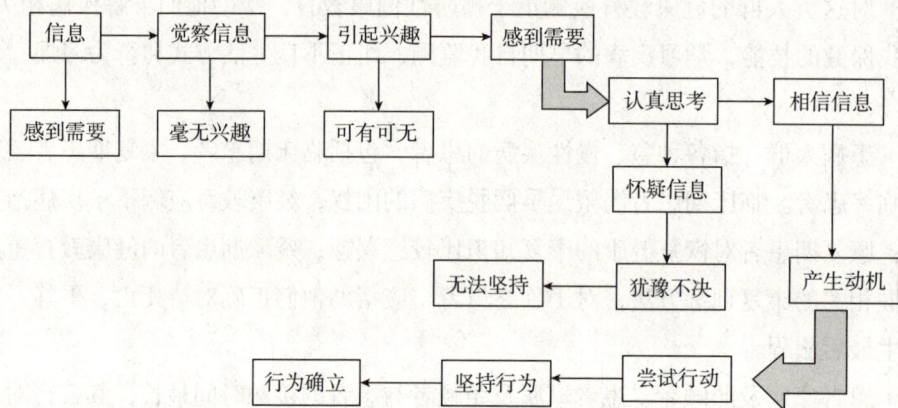

图 3-1　行为改变的过程

2. 健康信念模式（health belief model，HBM）　健康教育能否转化为行为，主要与健康信念形成有关。20 世纪 70 年代，美国心理学家 M. H. Becker 对霍克巴姆的健康信念模式进行修改，逐步完善，认为健康信念模式包括个人认知、修正因素和行动的可能性 3 部分（图 3-2）。其核心是感知威胁和知觉益处，前者包括对疾病易感性和疾病后果严重性的认识，后者包括对健康行为有效性的认识。该模式能够帮助护士研究服务对象如何预防疾病和维持健康，确认他们对自己健康状态的认识程度及何种因素影响他们的行为改变。在健康信念模式中，人们要采取某种促进健康行为或戒除某种危害健康行为，必须具备以下 3 方面的认识。

（1）感知某种疾病或危险因素的威胁及严重性　①对疾病严重性的认识：指个体对罹患某种疾病严重程度的看法，既包括疾病对生理健康的不良影响（如死亡、伤残、疼痛等），也包括对心理健康的影响（如意识到疾病会影响工作、家庭生活、人际关系等）；②对疾病易感性的认识：指个体对罹患某种疾病或出现某种健康问题可能性的认识，包括对医生判断的接受程度和自身对疾病发生、复发可能性的判断等，人们越是感到自己患某种疾病的可能性越大，越有可能采取行动避免疾病的发生。

（2）感知到采取某种行为或戒除某种行为的障碍及益处　①对健康行为有效性的认识：指人们对采取或放弃某种行为后，能否有效降低患病危险或减轻疾病后果的判断，包括减缓病痛、减少疾病产生的社会影响等。只有当人们认识到自己的行为有效时，才会自觉采取行为。②对采取或放弃某种行为障碍的认识：指人们对采取或放弃某种行为所遇困难的认识，如费用高低、痛苦程度等。只有当人们对这些困难具有足够认知时，才能使行为维持和巩固，感觉到的障碍越多，个体采纳健康行为的阻碍性越大。

（3）对自身采取或放弃某种行为能力的自信（也称效能期待或自我效能）　即个体对自己有能力执行某一特定行为并达到预期结果的自信心。人们通过自身的实践或他人的经验，激发内在动机，相信自己有能力克服障碍，改变不健康的行为获得预期结果。

综上所述，健康信念模式在采取促进健康行为、放弃危害健康行为的实践中遵循以下步骤：首先，充分让人们对其危害健康行为感到害怕；然后使他们坚信，一旦放弃这种危害健康行为、采取相应的促进健康行为会得到有价值的后果，同时也清醒地认识到行为改变过程中可能出现的困难或障碍；最后，使他们充满改变行为的信心。

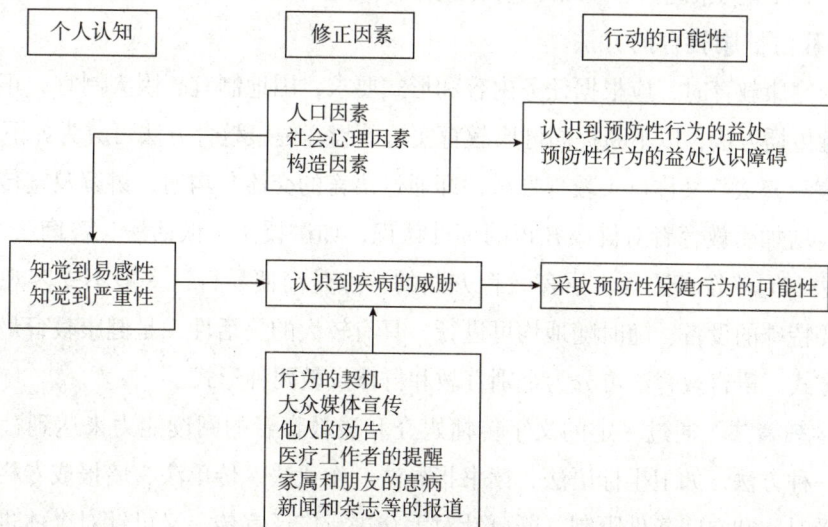

图 3-2　健康信念模式

二、社区健康教育的内容与方法

（一）社区健康教育的内容

社区健康教育的范围和内容极为广泛，涉及群体身心健康、三级预防、医疗和康复等卫生保健服务的诸方面。社区健康教育的对象分为健康人群、具有某些致病危险因素的高危人群、患者、患者家属及照顾者，健康教育的内容应根据教育对象实际情况确定，根据健康状态可将健康教育内容划分为三大类。

1. 一般性健康教育　主要有社区公共卫生与环境保护、室内环境保护、个人卫生知识、饮食卫生和营养、常见疾病防治知识（高血压、冠心病、糖尿病健康教育讲座）、计划生育和优生优育、精神卫生知识、家庭常用药品和健康保健物品使用和管理等。其特点是内容普遍、广泛、大众媒体的作用显著，是社区居民最基本的健康教育内容。

2. 特殊健康教育　主要是特定群体（儿童、青少年、妇女、老年人、残疾人等）的健康问题与特定疾病的治疗、护理、康复知识等。如乳房自我检测、母乳喂养方法、产褥期保健、儿童龋齿预防方法、老年痴呆保健方法、残疾人功能恢复锻炼法等。其特点是健康教育的对象是特定的，目标明确，效果显著。

3. 卫生管理法规教育　主要包括相关卫生法规及政策，目的是促使社区居民树立良好健康观与道德观，增强人群法制意识，促使其自觉遵守与维护卫生管理法规，进而维护社区健康水平。如我国颁布的《中华人民共和国传染病防治法》《中华人民共和国食品安全法》《中华人民共和国母婴保健法》《中华人民共和国水污染防治法》《公共场所卫生管理条例》《突发公共卫生事件应急条例》等，以促进社区居民自觉遵守卫生管理法规，维护社会健康。

（二）社区健康教育的方法

在实施健康教育时，应根据任务内容和形式要求，因地制宜、因人制宜，正确选择最有效的信息传播方法，以不断提高健康教育实施效果，健康教育方法可分为如下几类。

1. 语言教育法　又称口头教育方法，即通过语言的交流与沟通，讲解及宣传社区健康教育知识，增加受教育者对健康知识的理性认识，如讲授法、谈话法、咨询法、座谈法、小组讨论法、同伴教育法等。语言教育方法的特点是简便易行，一般不受客观条件的限制，不需要特殊的设备，随时随地均可进行，具有较大的灵活性，是健康教育最基本也是最主要的方式。语言教育法可分为个别宣教和群体宣教两种形式。

2. 文字教育法　通过一定的文字传播媒介和受教育者的阅读能力来达到社区健康教育目标的一种方法，如卫生标语法、读书指导法、作业法、传单法、墙报或专栏法等。其特点是不受时间和空间条件限制，既可针对大众进行广泛宣传，又可针对个体进行个别宣传，而且受教育者可对宣传内容进行反复学习，材料可反复使用，经济便携，是健康教育的一种好方式。

3. 形象教育法 是利用形象艺术创作社区健康教育宣传材料，并通过人体视觉的直观作用进行社区健康教育的方法。其特点是直观性、真实性、生动性强，给人以深刻印象，可加强健康教育的效果。常以图谱、标本、模型、摄影等形式出现，例如美术摄影法、标本模型法等。该方法要求制作者有较高的绘画、摄影、制作等技能，常与文字健康教育配合使用，以增强理解和记忆。

4. 实践教育法 是通过指导受教育者的实践操作，使其掌握一定的健康护理技能，并应用于自我、家庭或社区护理的一种教育方法。例如，指导糖尿病患者掌握自测血糖的方法，指导高血压患者掌握自测血压的方法，指导骨折患者功能锻炼的方法，指导长期卧床患者床上排便的方法等。

5. 电化教育法 是运用现代化的声光设备，如投影、幻灯、VCD、录音带、录像带等电化教材，向受教育者传送教育信息的教育方法。如广播录音法、电影电视法、计算机辅助教育法、网络教育法等。其特点是将形象、文字、语言、艺术、音乐等有机地结合在一起，形式新颖，形象逼真，为受教育者所喜闻乐见。但此法的运用对物资设备与人员专业技术条件有较高要求。

6. 民间传统教育法 是以民间传统艺术形式（快板、相声、小品、歌谣等）和民间体育资源（用自然材料制作健康教育教具、传统游戏形式等）为载体，传播健康知识，提高被教育者对知识的理解度及社区人群参与度的教育方法。此种方法适用于特定地区或特定人群的健康教育活动实施。

7. 综合教育法 将口头、文字、形象、电化、实践等多种方法适当配合、综合应用的一种健康教育方法。例如，举办社区健康教育展览或通过电视举办知识竞赛等。综合教育法具有广泛的宣传性，适合大型的宣传活动。

正确选择教育方法，是达到健康教育目标、提高教育效果的重要保证。不同健康教育方法的主要优缺点见表3-1。

表3-1 不同健康教育方法的主要优缺点

	优点	缺点
专题讲座	系统，易组织	对演讲者要求高，反馈少
交谈	个性化，互动好	沟通技巧高
案例学习	示范效果好	典型案例不易找
演示	容易理解	有些信息难表达
图片	视觉刺激	不易使用
音像资料	影响大	制作费用高
印刷资料	可保存	反馈差
板报	便于制作，及时性	要有场所

三、社区健康教育程序

社区健康教育程序是一种以促进人的心身健康为目标所进行的一系列连贯、有计划、有评价的系统教育活动，是综合的、动态的、具有反馈功能的教育活动过程，其理论基础是护理程序。社区健康教育程序包括以下5个步骤：社区健康教育评估、社区健康教育诊断、社区健康教育计划、社区健康教育实施和社区健康教育评价。

1. 社区健康教育评估　是社区健康教育者或社区护士通过各种方式收集有关健康教育对象的资料，为开展健康教育提供依据。通过系统地收集教育对象的学习需求及身体、心理、社会、文化等各方面的信息，识别教育对象在健康观念和行为方面存在的问题。评估的重点是学习的需要、学习的能力、学习的方法、生理和心理状态等，还包括患者家属的态度和需求等。通过评估有助于确立符合教育对象实际情况的社区健康教育诊断。

2. 社区健康教育诊断　是指社区健康教育者或社区护士根据已收集的资料，进行认真分析，确定教育对象的现存或潜在的健康问题及相关因素。诊断建立在评估的基础上，作为制订社区健康教育计划的依据。此步骤是护士为达成预期教育目标选择社区健康教育措施的基础。具体步骤为：分析资料，列出现存或潜在的健康问题，选出可通过健康教育解决或改善的健康问题；分析健康问题对健康所构成的威胁程度；分析开展健康教育的可用资源；找出与健康问题相关的行为因素及环境因素和促进教育对象改变行为的相关因素；确定健康教育的优先项目。社区护士应在尊重教育对象意愿的基础上，根据健康及教育需求的紧迫性及现在可利用的资源，根据其重要性、可行性及有效性排列并确定优先项目。

3. 社区健康教育计划　为了能有效地进行社区健康教育，需依据社区健康教育诊断和预期教育目标制订社区健康教育计划。社区健康教育计划是进行社区健康教育活动的基础和必要前提，包括对教育诊断项目次序的排列、教育目标的确定、教育方法的选择、学习资源的利用等。在制定过程中，要以教育对象为中心，遵循目标性、整体性、前瞻性、灵活性、从实际出发性及参与性等原则，明确健康教育的目标，根据不同的教育对象（健康人群、高危人群、患者群、患者家属及照顾者）确定健康教育内容并选择适当的健康教育方法，设定合理的评价方式及指标。

4. 社区健康教育实施　是将计划中的各项教育措施付诸实践、获取效果的过程。实施的过程包括组织、准备和质量控制3个环节，主要内容为实施前的准备、选择实施方法、制定实施工作表、时间的合理安排、人员培训、实施过程中的记录、现场考察与参与等。通过社区健康教育计划的实施，使教育对象能有效地改变在健康观念和行为方面存在的问题，帮助其树立科学的健康观念和正确的健康行为。实施过程中应注意做到协调好领导、社会各阶层及教育对象的关系，动员社区人群积极参与，不断完善各项健康教育工作。

5.社区健康教育评价 是对社区的健康教育活动进行全面监测、核查和控制，对预期教育目标的达成度和社区健康教育活动取得的效果做出客观判断的过程。社区健康教育评价贯穿社区健康教育活动的全过程，是保证社区健康教育计划设计、实施成功的关键措施。常用的评价方法有观察、座谈、家庭访视、问卷调查、卫生学调查、卫生知识小测验及卫生统计方法等。社区健康教育的评价可以分为三类：过程评价、近期效果评价、远期效果评价。

（1）过程评价 指在健康教育实施过程中的评价，着重关注项目活动是否按照计划实施，同时要不断修正与优化计划，使之更符合实际情况。其主要包括对健康教育执行者的评价、针对健康教育组织的评价、针对政策与环境的评价。常用的评价指标包括活动的执行率、活动的覆盖率、目标人群参与度和满意度、活动经费使用率等。评价方法包括查阅资料、目标人群调查、参与式观察等。

（2）近期效果评价 是指评估健康教育使目标人群所产生的健康相关行为及其影响因素的变化。评价指标包括健康知识合格率、健康知识知晓率、健康信念持有率、行为改变率等。

（3）远期效果评价 是评估循序渐进的健康教育实施对目标人群健康状况、生活质量的影响情况。评价内容包括目标人群生理、心理健康指标的变化，疾病与死亡指标的改变，以及目标人群生活质量指数、生活满意度指数或主观幸福感指数等的变化。

项目二　社区健康促进

案例导入

某社区糖尿病患病率逐年上升，已经严重影响了社区居民的生活质量，小王是该社区卫生服务中心的护士，有8年工作经历，拥有较娴熟的护理技能和扎实的理论基础，善于跟患者交流。最近，该社区服务站拟对社区的糖尿病患者及高危人群做一份健康促进计划，以便对社区居民的不良行为进行干预，达到降低糖尿病患病率及其并发症发生的目的，护士长把这个任务交给了小王。

问题：1.什么是健康促进？
2.健康促进和健康教育的关系是什么？

一、健康促进概述

健康教育是引导人们自愿放弃不良的行为和生活方式，减少健康危险因素，维护健康，是一项投入少、效益大的保健措施。但仅有健康教育是不够的，还需要有健康促进的措施。健康促进是一项复杂的社会系统工程，是健康教育的高级阶段。

（一）概念

1986 年，世界卫生组织在加拿大渥太华召开的首届国际健康促进大会发表的《渥太华宣言》中将健康促进（health promotion）定义为："健康促进是促使人们提高、维护和改善自身健康的过程，是协调人类与其环境之间的战略。"目前用得较多的是美国健康教育学家劳伦斯·格林（Lawrence.W.Green）提出的概念，即 "健康促进是指一切能促使行为和生活条件向有益于健康改变的教育与环境支持的综合体"。其中环境包括社会的、政治的、经济的和自然的环境，支持即指政策、立法、财政、组织、社会开发等各个系统。健康促进的基本内涵包括个人行为改变、政府行为改变两个方面，并重视发挥个人、家庭、社会的健康潜能。可见，健康促进不仅是卫生部门的事业，而且是要求全社会参与和多部门合作的社会工程。

（二）健康促进的活动领域

关于健康促进的策略，WHO 专门召开了多次国际会议和发表了许多政策性文件，对健康促进的策略进行了认真探讨。《渥太华宣言》明确指出了健康促进的以下 5 条策略（行动领域）。

1. 制定促进健康的公共政策　健康促进的内涵超出了卫生保健的范畴，其政策由多方面因素组成，包括政策、法规、财政、税收和组织改变等，而政策针对所有部门。健康促进明确要求非卫生部门实行健康促进政策，其目的是要使社区居民容易做出更有利于健康的选择。

2. 创造支持性环境　健康促进在于创造一种安全、健康、舒适和愉快的生活和工作环境，系统全面地评估环境变化对健康的影响，以确保自然环境和社会环境向有利于健康的方向发展。

3. 强化社区行动　提高社区人群的保健意识，充分发挥社区各级力量，帮助每一个社区成员认识到自身的健康问题，使社区人群积极有效地参与卫生保健计划的制订、执行与评价，并提供解决问题的办法。

4. 发展个人技能　通过提供健康信息和健康教育，帮助人们提高维护健康的知识及技能，有效地应对各种健康问题，例如预防外伤和慢性病的护理常识等。

5. 调整卫生服务方向　在卫生服务中，健康促进的职责是要求个人、家庭、社区团体、卫生保健机构、各行业组织及政府共建一个有利于健康促进的卫生保健体系。

综上所述，健康促进的概念要比健康教育更为完整，因为健康促进涵盖了健康教育和生态学因素。健康促进是健康教育发展的结果。健康促进是新的公共卫生方法的精髓，是"健康为人人"全球战略的关键要素。

（三）健康促进的策略

根据健康促进的概念和活动领域，可将健康促进策略分为4个方面：倡导、赋权、协调、社会动员。其中前三者是《渥太华宣言》明确提出的三大基本战略，最后一项是联合国儿童基金会在开展致力改善妇女、儿童群体健康过程中提出的健康促进策略。

1. 倡导（advocacy） 是一种有组织的个体及社会的联合行为。倡导政策支持，开发领导，争取获得政治承诺；倡导社会对各项健康举措的认同，激发社会对健康的关注及群众的参与意识；倡导卫生及相关部门提供全方位的支持，最大限度地满足群众对健康的愿望和需求。

2. 赋权（empowerment） 健康是基本人权，健康促进的重点在于实施健康方面的平等，缩小目前存在的资源分配和健康状况的差异，保障人人都有享受卫生保健的机会与资源。对个人赋权，授予群众正确的观念、科学的知识和可行的技能，获得控制那些影响自己健康的有关决策和行动的能力。对社区赋权，使社区人群的集体行动更大地影响和控制决定社区健康与生活质量的因素。

3. 协调（mediation） 健康促进涉及卫生部门、社会其他经济部门、政府、非政府组织、社会各行各业和社会各界人士、社区、家庭和个人。在改善和保护健康的健康促进活动中，必须使个体、社区及相关部门等各利益相关者之间协调一致，组成强大的联盟和社会支持体系，共同协作，实现健康目标。

4. 社会动员（social mobilization） 主要对象包括社区、个人及社会其他各方面力量，有效的社会动员需要以远大的目标感号召人们，以各方利益得到最大满足来打动人们，促使各方面积极行动，产生切实成效。

（四）健康教育与健康促进的关系

1. 健康教育是健康促进的重要内容和原动力 健康促进是将政策与环境的支持和个体与社会的参与融为一体，包括了健康教育的内涵。健康促进的各个环节都离不开健康教育工作。健康教育向人们阐明健康的含义、不良生活方式与疾病的关系、健康促进活动的意义等，使人们自觉自愿地参与到健康促进活动中来，健康教育是健康促进的原动力。离开了健康教育，健康促进将成为无源之水。

2. 健康促进是健康教育取得成功的保证 通过健康教育活动使人们建立健康的行为，并不是一项简单的工作，如果没有政策、制度、经济、环境等社会的支持，健康教育也将一事无成。

3. 健康教育与健康促进是不可分割的统一体 健康促进是为实现人人享有卫生保健而采取的行为目标，而健康教育是实现这一目标的策略，两者是不可分割的统一体。

二、社区健康促进概述

1. 概念 社区健康促进（community health promotion）是指通过健康教育和社会支持改变社区居民的行为和生活方式，降低社区的发病率和死亡率，提高居民的健康水平及生活质量。它包括健康教育及能够促使环境和行为向有利于健康的方向改变的一切社会支持系统，要求各级政府采取行政措施，从经济、政策、组织、制度、立法等多方面对社区健康教育提供支持，各部门通力协作，从而不断完善社区卫生服务，为居民创造健康的生活环境、良好的工作条件等生存环境。

2. 我国常见的健康促进活动 我国的社区健康促进活动主要是在各级政府的领导下进行。当前，国家正在积极推进医疗卫生体制改革，大力发展社区卫生服务，城市初级卫生保健规划也在实施。同时，为增进社区重点人群的健康，国家先后推出了系列计划。如针对学生的营养问题，实施了"国家大豆行动计划""中小学生豆奶计划""学生营养餐计划"等，并提出"政府主导、企业参与、学校组织、家长自愿"的原则；为降低婴儿死亡率，先推行了"爱婴行动""新生儿窒息干预工程"和"破伤风干预工程"等。这些计划和工程的实质就是社区健康促进活动。以下是常见的健康促进活动。

（1）社区体育锻炼 在政府的支持下，社区设置专门的体育锻炼场所、配备健身器材，社区护士指导社区居民进行体育锻炼，开展形式多样的体育比赛，提高居民参与的积极性，从而促进社区居民身体素质及生活质量的提高。

（2）学校卫生 影响青少年健康成长的常见问题有贫血、龋齿、视力不良、肥胖、吸烟、无节制上网等。因此，应在学校开设相应的健康教育课程，通过健康教育，向青少年普及健康饮食和营养保健知识；加强吸烟有害健康的宣传，如在公共场所张贴吸烟危害健康的标语、树立禁止吸烟的标牌、举办吸烟有害健康的讲座、让家长为自己孩子树立不吸烟的榜样等，以提高学生的自我保健意识；加强体育锻炼，提高青少年的身体素质，预防青少年常见疾病的发生；督促社区政府采取一定的强制措施，取缔中小学周围的网吧、游戏厅和娱乐场所。

（3）母乳喂养 母乳喂养是保障和促进儿童健康成长的一项重要措施。在社区建立母乳喂养支持体系，对孕妇及其家属进行系统、连续、全程的母乳喂养健康教育，让他们知晓母乳喂养的优点，做好孕期及产后乳房的检查与护理，帮助产妇在产后半小时内开始母乳喂养，指导产妇掌握正确的哺乳方法和技巧，鼓励按需哺乳，教会产妇在母婴分离情况下进行乳房护理。

（4）慢性病防治 糖尿病、高血压、冠心病等慢性疾病已成为威胁人类健康的主要疾病，这些疾病与人们的生活方式和行为习惯密切相关。在社区人群中定期开设常见慢性病的健康防治讲座，使高危人群和患病人群树立健康意识，对患者及高危人群定期随访，给予营养与膳食指导，教会患者及家属掌握血糖检测、血压测量等常用护理技术，了解患者的依从性，降低社区慢性病的患病率、残障率和死亡率。

复习思考

一、选择题

1. 健康教育要提供人们行为改变所必需的（ ）

    A. 医疗技术   B. 诊断技术   C. 救护技术

    D. 生化检测技术   E. 知识、技术与服务

2. 健康教育的核心问题是改变个体和群体的（ ）

    A. 知识   B. 态度   C. 行为

    D. 价值观   E. 信念

3. 健康促进的基本内涵包括（ ）

    A. 个人行为改变   B. 集体行为改变   C. 政府行为改变

    D. 个人及政府行为改变   E. 某一特征人群的行为改变

4. "知 – 信 – 行"模式是有关行为改变较成熟的模式，其间的关系是（ ）

    A. 知是基础、信是动力、行是目标

    B. 知是动力、信是基础、行是目标

    C. 知是目标、信是动力、行是基础

    D. 知是基础、信是目标、行是动力

    E. 知是目标、信是基础、行是动力

5. 健康教育的对象是（ ）

    A. 健康人群   B. 亚健康人群   C. 患者

    D. 患者家属   E. 全体人群

6. 健康促进与健康教育的关系是（ ）

    A. 等同关系   B. 并行关系   C. 包容与被包容关系

    D. 先后关系   E. 互补关系

二、案例分析

张某，男，56 岁，身高 172cm，体重 88kg。高血压病史 2 年，喜欢吃肥肉和腌制类食物，平均每天吸烟 3 支，烟龄 20 年，偶有饮酒。

问题：1. 张某存在的主要健康问题是什么？

        2. 针对张某的健康问题可能应用的健康教育方法有哪些？

扫一扫，知答案

模 块 四

以社区为中心的护理

扫一扫，看课件

【学习目标】

1. 掌握个体、家庭、社区的护理评估内容及方法，社区护理诊断的概念，制订和实施社区护理计划的步骤。

2. 熟悉社区护理诊断的分类，社区护理评估与临床护理评估的区别。

3. 了解社区护理模式。

项目一　社区护理模式

案例导入

某社区新建立了社区服务站，组织社区护士讨论对该社区应采用的护理模式。

问题：1. 什么是护理模式？

2. 常用的社区护理模式有哪几种？

一、护理模式概述

模式是指从事物中抽象出某些特征，构成某种事物的标准形式，是规范的工作指导。护理模式是从护理角度陈述护理内涵的基本概念和理论框架。由于护理模式描述的是护理，所有的模式都应围绕护理这一核心来进行概括陈述。护理模式作为护理实践的"地图"，提供评估方向，指导健康问题的分析和诊断，帮助制订护理计划，指导评价；为护理教育提供实际课程内容和指南；为护理研究提供理论框架；为发展护理学科理论提供依据和基础。社区护理模式是社区健康护理实践的概念性框架，是护理实践随着医学模式转变，逐渐由生物医学模式向生物－心理－社会医学模式转变而产生和发展起来的。

二、常用社区护理模式

（一）纽曼的系统模式

纽曼的系统模式主要包括3个部分：压力源、机体防御机制和护理预防措施，是用整体观及系统观探讨压力对于个体的影响、个体的调节反应和重建平衡能力的护理模式。纽曼认为人是一个整体，通过生理、心理、社会文化、生长发育和精神信仰5个方面的变化维持人的完整性，人作为一个开放系统不断与环境相互作用。纽曼将环境中能改变系统稳定的因素称为压力源，压力源又分为机体内因素、人际因素和机体外因素3种。她认为健康是系统的最佳稳定状态，当系统的需要得到满足时，系统生理、心理、社会文化、生长发育和精神信仰5个方面的变化与系统整体间关系平衡而协调，机体处于最佳稳定状态；反之，系统的需要得不到满足，则机体的健康水平下降。护理是一门独特的专业，护理的任务是减轻压力源造成的危害，控制影响护理对象的各种变量，保持护理对象系统的健康稳定。要达到这一目的，她主张早期采取预防措施，并将预防措施分为一级预防、二级预防和三级预防。

（二）"与社区为伙伴"的模式

1986年，以纽曼的系统模式为基础，安德逊、麦克法林与赫尔登提出了"与社区为伙伴"的模式，该模式是一个综合的、动态的，以开放系统为基础的护理框架，强调社区护理人员要主动与护理对象互动，形成伙伴关系，强调社区护理的对象是整个社区。此模式比较适合特殊人群的社区护理保健，如老年人、妇女及儿童等。第一步是对社区的人口特征、物理环境和社会系统进行评估；第二步是确定护理诊断，找出社区压力源和推断压力反应的程度；第三步是制订社区护理计划，应遵循三级预防的原理；第四步是实施社区护理计划，调整现存的或潜在的社区系统不平衡；最后一步，进行效果评价。

（三）"公共卫生护理概念"的模式

该模式由怀特提出，又称尼苏达模式（Minnesota model），主要内容有影响健康因素、确定工作优先次序及实施社区护理工作的措施。强调社区护士进行护理时首先必须了解影响个体或群体健康的因素，包括人类生物的决定因素、环境的决定因素、医学技术／医疗机构的决定因素及社会性的决定因素。其次，护士在制订计划时需按照预防促进和保护的优先次序排序。在执行护理措施时，运用教育、工程和强制三种常用措施。"教育"是提供个体卫生咨询，使个体能够主动自愿地改变其态度和行为；"工程"是应用科学技术的方法控制危险因子，从而避免大众受到伤害；"强制"是为了达到有益健康的结果，以强制的法律规则迫使大众施行。在应用此模式的过程中，社区护士应从预防疾病、维护和促进健康的公共卫生角度，对社区个体、家庭、群体进行护理评估、诊断、计划、实施及评价。

（四）"以社区为焦点的护理程序"的模式

斯坦诺普与兰开斯特在拉菲利的健康促进概念的基础上发展了社区健康促进模式（a model of community health promotion），即"以社区为焦点的护理程序"模式。该模式是我国临床护士比较熟悉的整体护理模式，强调社区护理的程序，分为6个阶段。第1个阶段，在开展护理程序之前，为了使社区居民了解社区护士的角色功能和护理目标，必须与个体建立"契约式的合作关系"；后5个阶段与护理程序的5个步骤基本相同。该模式强调社区护理程序的流程与评价的步骤，评价过程涵盖了社区护理服务的实施情况、目标的实现情况与社区新问题的发现。

项目二　社区护理程序

📚 案例导入

社区护士李某在一所社区卫生服务中心工作，需要进行社区健康护理，首先要对社区进行评估、收集资料。

问题：1. 可以从哪些方面进行社区评估？
　　　2. 可以用哪些方法进行社区资料的收集？

以社区为中心的护理是指以社区整体为服务对象，为了增进和恢复社区健康运用护理程序进行的一系列有目的、有计划、有反馈的护理活动，包括社区护理评估、社区护理诊断、社区护理计划、社区护理实施与评价。社区护士应用护理程序的4个步骤对社区的个人、家庭和社区进行评估，确定社区现存及潜在的健康问题，制订社区护理计划及目标，实施社区护理干预并不断进行效果评价。

一、社区护理评估

社区护理评估（community nursing assessment）是社区护理程序的第一步，社区护士主要收集社区整体健康状况相关的资料并加以分析和整理，发现社区中现存和潜在的健康问题，还可找出导致这些问题的相关因素，为社区护理计划和诊断奠定基础。

（一）评估范围及内容

社区护理评估又称为社区健康评估，包括个体评估、家庭评估和社区评估。评估中应了解社区人群现存和潜在的健康问题及其相关因素、社区居民的保健知识、健康信念和价值观、社区卫生资源的便利性和居民的利用情况等，分为社区人群、社区地理环境及社会系统 3 个方面。

1. 社区人群 社区的核心是人，人是构成社区的基础，社区评估中很重要的一个部分就是评估社区人群。不同的人群有着不同的健康需求，通过了解不同人群的不同健康需求，为其提供所需的、合适的服务，是确定社区护理诊断、提出护理计划的基础。评估社区人群需要从社区人口数量和分布、人口构成、人口变动、健康情况 4 个方面来进行。

（1）人口数量和分布 社区人口的数量及分布直接影响社区所需医疗卫生保健的资源类型和数量。人口少、分布密度过小的社区，其卫生服务资源的利用率低；人口多、分布密度大的社区，其卫生保健服务工作的负荷增加，影响服务质量，同时还将增加社区居民的生活压力及生活环境污染的可能性。

（2）人口构成 评估社区人口构成包括人口的性别、年龄、婚姻、职业、文化程度等基本特征。如老年人口多的社区，主要护理内容就是对于老化和退休的最佳状态的调整和适应。不同的人口构成会有不同的社区保健需求，既可根据不同年龄构成确定社区的主要需求，也可根据婚姻构成了解主要家庭类型及判断有无潜在影响家庭健康的因素等。

（3）人口变动 人口的增长趋势与流动率直接影响社区对卫生保健服务的需求量，当人口大量增长时，需求增加；相反，当人口大量流失时，需求减少，又会影响社区的生存与竞争力。因此，在评估社区的过程中，应注意人口变动情况，整合社区服务机构资源，在满足社区居民的健康服务需求的同时，又不会造成资源的浪费。

（4）健康情况 包括居民的健康行为和健康水平，应收集居民的基本健康行为、保健行为和戒除不良嗜好的行为，社区居民的主要疾病谱、发病率、死亡率、高危人群等，以掌握社区居民的总体健康情况。

2. 社区地理环境 每个社区所处的地理环境都是特定的，环境在给居民提供资源的同时，也带来了一定的威胁。社区的地理位置、自然和人文环境对社区健康状况有一定影响。在评估社区地理环境资料的同时，还要收集与之相关的社区活动，了解地理环境特性对居民生活方式及健康状况是否产生影响，社区居民是否认识到环境中的健康危险因素。

（1）社区基本资料 社区的名称、地理位置、界限、面积及与整个大环境的关系等，是进行社区评估时，社区护理人员要了解社区所掌握的最基本资料。由于社区所处的地理位置不同，自然环境和人文环境有较大差异，影响社区健康的因素也就多样化，如位于商业区的社区需要考虑噪音对健康的影响、位于工业区的社区需要考虑污染的可能，所以应全面了解社区的基本资料。

（2）环境和气候 环境包括物理环境、生物环境及社会文化环境，这些环境对社区居民的健康有一定的影响。社区的自然环境可以影响社区居民的健康，如是否有河流、山川等自然环境引起的洪水、泥石流等灾害。变幻无常的气候也影响居民的生活和工作，如温度、湿度的骤然变化，社区居民有无能力应对气候骤变等。

（3）动植物情况　评估时应了解社区内动植物有无毒害，有无外来物种，有无影响社区健康；社区人群对动植物存在的利弊的理解，是否知道如何防范等。

（4）人为环境　社区的人为环境对社区的自然环境影响明显。如加油站、化工厂存在的安全隐患及其排放的废气、废水造成的污染；如废气造成的空气污染严重的地区，容易导致小儿哮喘的发生率升高。农业生产中，各种化学肥料和杀虫剂的使用也给社区健康带来了潜在的威胁。总之，要注意评估社区的人为环境对自然环境带来的影响，是否需要建设更多的人为环境以方便居民的生活。

3. 社会系统　一个完善健康的社区应包括卫生保健、经济、教育、政治、社会服务及福利、娱乐、通讯、交通与安全、宗教信仰九大系统。社区护士在评估社区时，应对上述九大系统逐一进行评估，评估其是否健全、功能是否正常、能否满足社区居民的需求。

（1）卫生保健系统　在社区的社会服务系统中，卫生保健系统是最重要的，包括社区内提供健康服务的机构种类、地理位置、功能、服务范围、服务时间、收费情况、卫生经费来源、技术水平等，同时卫生服务资源的利用率和居民的满意度更需要重视。社区护士还需要判断这些卫生保健机构是否能为社区的所有居民包括健康人群、高危人群、患病人群及特殊人群提供全面且连续的健康服务。

（2）经济系统　社区居民的经济状况与社区整体健康水平有直接关系，社区护士需评估居民的经济整体状况，如职业类别、收入情况等。经济状况好的社区投入到社区卫生服务事业中的经费及资源可增加，且将直接影响居民利用医疗资源的健康行为和健康需求。在社区工作中，应根据实际的社区经济状况来开发适合居民的社区卫生服务。

（3）教育系统　需要评估社区中居民所受各种教育层次，包括文盲、小学、初中、高中、大专及以上所占社区总人口比例；社区内外的各种教育资源，包括正式与非正式的教育机构学校类型、数量、师资情况、地理位置、学校健康保健服务、居民的接受度和满意度等。学龄期的儿童是否都能完成义务教育。

（4）政治系统　政治系统的安定和支持情况关系到社区的发展和卫生计划的执行，需要评估社区政府制定的人群健康保健政策、政府对居民健康的态度及用于卫生服务的经费力度等，还需要了解社区的管理机构如居委会、民政局等的位置、工作时间和联系方式，以便在社区工作中能够得到他们的帮助和支持，有利于工作的开展。

（5）社会服务及福利系统　社会服务机构既可以是让居民生活便利的机构如商店、饭店、旅店等，也可以是满足特殊需要的机构如托儿所、家政服务公司等。社区护士需了解这些机构的福利政策、申请条件、分布情况和利用情况，福利政策的接受度和满意度等。

（6）娱乐系统　为提高社区居民的生活质量，社区应该提供娱乐和休闲的活动场所。进行社区评估时，注意目前娱乐系统设施的类型、分布、数量、利用情况，居民的满意度情况，有无对健康存在潜在威胁的娱乐场所（如 KTV、棋牌室和网吧等）。

（7）通讯系统　社区的通讯情况是否完善直接影响健康知识的信息传递，进行社区评估时，需了解社区居民平常获取信息的主要途径，如电视、网络、报纸、杂志、电话、收音机、公告栏、信件等形式。社区通讯系统的畅通，在一定程度上反映了该社区的成熟度。

（8）交通与安全系统　评估交通情况需要注意交通便利情况、运输工具的安全情况，特别是社区居民去往医疗保健机构的交通是否方便、标志是否清楚、交通是否混乱等。评估安全情况需要注意社区的治安现状、消防设备及灭火器是否完善，附近有无警察局、消防队、环保所等。

（9）宗教信仰系统　评估宗教信仰需要注意有无宗教组织、类型、有无领导人、信徒人数、有无活动场地及对居民健康的影响情况等，宗教信仰将影响社区居民的生活方式、健康行为和价值观。

在进行社区评估时，为了提高评估的效果和效率，社区护理人员可根据实际情况和社区的具体需求将评估内容加以取舍，制成简表的形式（表4-1），对照简表上列出的内容进行评估，以免遗漏重要信息。

表4-1　社区护理评估简表

	评估项目	收集内容
社区人群	人口数量和分布	人数、密度
	人口构成	年龄、性别、职业、婚姻、文化程度的构成比
	人口变动	社区人口短期内的大量增长、大量流失情况
	健康情况	疾病谱、死亡原因、高危人群、健康相关行为
社区地理环境	社区基本资料	名称、地理位置、界限、面积
	环境和气候	是否存在特殊环境、洪水、温差、湿度
	动植物情况	绿化面积、特殊动植物对居民生活的影响
	人为环境	废气、废水、废渣对空气、水和居住环境的影响
社会系统	卫生保健	数量、分布、服务质量
	经济	人均收入、就业情况
	教育	学校分布、类型、儿童受教育情况
	政治	卫生经费的投入、相关政策
	社会服务及福利	服务及福利机构类型、数量、质量
	娱乐	娱乐场所、有无不良因素
	通讯	信息获取途径
	交通与安全	交通便利情况、安全情况、应急系统
	宗教信仰	类型、信徒人数、领导人，对居民健康的影响

（二）社区护理评估方法

社区护理评估内容包括主观资料和客观资料，评估者应该充分利用个人的感官，采用多种方法收集资料。社区护士可以根据不同的目的和对象选择适宜的评估方法。

1. 社区实地考察　社区实地考察又称为挡风玻璃式调查，是指社区护士通过自己的实地观察，收集社区的资料，如居民的生活状况、互动方式、人群的一般特性、住宅的形态及结构、各种服务机构的种类及位置等。

2. 访谈法　访谈法是社区护士在健康评估中最常用的一种方法，通过谈话来了解访谈对象的态度和行为。访谈法能在短时间内获得大量信息，如社区发展的过程、社区的特性及主要健康问题及需求等。可访谈重点人物，如各阶层、非常了解社区的人，也可以访谈社区居民、社区的工作人员及在社区中具有一定影响力的人。访谈分为正式访谈和非正式访谈：正式访谈是选择了访谈对象及时间，从不同角度获得较多的信息；非正式访谈是与社区居民的一种随机性交谈，不用预约。

3. 问卷调查　问卷调查是通过事先设计的问卷或调查表向调查对象收集资料的过程，问卷的设计质量是调查成功和有效的前提，包括信访法和访谈法。信访法是通过邮寄问卷给调查者，填写好寄回，调查范围广泛、经济、高效，但回收率低且要求被调查者能自行完成问卷。访谈法是经过统一培训的调查员对被调查者进行访谈以收集资料，回答率高、灵活性强，但费时、费钱，需要培训调查员，在调查过程中可能存在调查员的偏倚。在样本量较大且被调查者较集中的情况下，多使用访谈法。

4. 查阅文献　查阅文献是通过各种资料记录、书面材料、电脑查阅社区相关资料的一种收集资料方法，包括全国性或地方性的调查、某些机构的卫生统计报告来判断社区的整体状况。通过查阅得知社区组织机构的种类、数量、社区人口特征、人员流动等情况，进而了解社区活动安排及居民的参与情况等。

5. 参与式观察　社区护士以社区成员的角色参与社区的活动中，通过直接或间接观察，能更好地了解居民目前的健康状况及需求，也可了解社区活动安排及居民的参与情况等。

6. 社区讨论　社区讨论是社区护士把居民召集起来共同商讨并确认解决社区问题的方法和途径，讨论会给社区居民提供了发表意见和建议的机会。在讨论会之前，社区护士也可先设定课题、确定讨论纲领，并提前了解组员的背景，建立彼此信任和良好的合作关系。

（三）社区健康资料分析

社区护士对收集后的资料进行整理与分析是社区护理评估的重要环节，收集的资料必须经过整理、分析、归纳、分类等，从而确认社区护理问题，可分五步进行。

1. 复核　可以通过社区评估小组或者其他人员对收集的资料进行复核，以确定资料的有效性和准确性。

2. 整理 可以按照社区人群、地理环境、社会系统三个部分进行分类整理，用定性研究的文字分析和定量研究的统计学方法对收集的资料进行整理。用文字描述法整理通过观察、访谈和讨论获得的资料，统计指标整理通过查阅文献和调查问卷获得的资料，资料整理常用文字描述法、表格法及图形法等形式。表 4-2、表 4-3 是人口统计学资料整理时常用的方法。

表 4-2 社区人口年龄、性别构成表

年龄（岁）	女性人数 / 百分比	男性人数 / 百分比	合计人数 / 百分比
0～5			
6～14			
15～24			
25～			
……			
合计			

表 4-3 社区家庭构成表

家庭类型	户数 / 百分比	平均人口数
核心家庭		
主干家庭		
联合家庭		
单亲家庭		
其他类型		
合计		

3. 分析 收集资料可分定量资料和定性资料。对定量资料，如发病和死亡等情况，一般按照年龄、性别及其他有关死亡的变量进行分析，并将结果与省市标准和国家标准进行比较；对定性资料，按照内容进行分类，依照问题发生的频率确定问题的严重程度。

4. 归纳 对通过分析后的资料进行归纳总结，去伪存真，去粗取精，最终形成诊断。确定的问题和诊断不能局限于个人或家庭的健康问题，应该是社区整体的健康问题，以社区环境和群体健康问题为主。

5. 报告 将分析出的资料结果向社区评估小组成员、领导及社区居民等汇报，寻求反馈。

二、社区护理诊断

（一）社区护理诊断的形成

社区护理诊断是根据所收集的资料，对于个人、家庭、群体或社区现存的或潜在的健康或不健康问题及与其相关原因的陈述。社区护理诊断的重点应放在社区整体的健康上，而不局限于个人及家庭的健康问题。社区护士对收集的资料进行系统分析和整理，形成初步诊断；再用进一步收集的资料对初步资料进行验证，确定问题是否存在；最后对确定的问题进行分析，在能用护理方法解决或缓解的前提下，符合护理诊断的定义，列出此类问题，即形成了护理诊断。

在社区护理诊断的陈述中，应以问题为中心，提出问题的具体表现和产生的原因，格式基本和临床护理诊断陈述格式相同，可以按照 PES 公式。P（problem）即健康问题，是对护理对象健康状况进行的清楚描述；E（etiology）即原因，与社区健康问题有关的生理、心理、社会、环境、精神等因素；S（sign&symptoms）即症状或体征，可以推断问题的主观和客观资料。如：对某一社区进行健康评估时分析出婴儿死亡率达 2%（S）。经过调查发现绝大部分为初产妇，也没有得到任何正确的喂养信息，未能意识到正确喂养的重要性。因此，其社区护理诊断可表示为：社区婴儿死亡率过高（P），婴儿死亡率达 2%（S），与家长喂养不当有关（E）。

（二）优先顺序的确定

当通过社区护理评估，确定出的社区护理问题有多个时，社区护士需要按照问题的急缓程度来确定优先顺序，判断哪个问题最重要，需要优先处理。

社区护理诊断排序可以采用 Mucked 和 Lancaster 提出的优先顺序和可量化的 8 个准则：①对社区问题的了解程度；②社区对解决问题的动力；③问题的严重程度；④可利用的资源是多少；⑤预防效果；⑥社区护士解决问题的能力；⑦健康政策与目标；⑧解决问题的迅速性与持续的效果。每项给分采用 0 ～ 4 分或者 1 ～ 10 分的标准。所得分数越高，说明越是急需解决的问题。

社区护理诊断也可以按照马斯洛人类基本需要层次论进行排序，依次解决生理需要、安全的需要、爱与归属的需要、自尊与自我实现的需要。同时，优先顺序的排列还应考虑到护理对象的意见与要求，才能使社区、家庭或护理对象感到被重视，主动参与并积极配合医护活动。

三、社区护理计划

社区护理计划是根据社区护理诊断（健康问题）制订的具体护理目标、对策和措施，是护理行动的指南。为了使社区护理计划能有效地解决社区居民存在的或潜在的健康问题，参与社区护理计划制订人员包括社区护理服务对象、关心社区健康问题者、为完成护理计划可提供帮助且具有决策权的人、社区护理干预措施的具体实施者、为计划提供资源者。社区护理计划的步骤包括以下几个方面。

（一）制订预期目标

预期目标是期望服务对象在接受了护理干预后所能达到的结果状态，包括功能、情感、认知及行为等方面的改变，目标的制订要做到 SMART（specific 即特定的、measurable 即可测量的、attainable 即可达到的、relevant 即相关的、timely 即有时间期效的），便于护理计划的落实及护理评价的实施。护理目标可以分为总体目标和具体目标。总体目标是指在实施护理计划后应该达到的理想效果，而具体目标是指实现总体目标所要达到的具体结果。书写护理目标时应注意以下几点。

1. 目标的陈述：针对提出的护理问题，应简单明了，使用可测量的和可观察得到的词汇，可以使用总体目标与具体目标相结合的方法，实施起来更有针对性。

2. 一个护理诊断可以同时制订多个护理目标，但是一个护理目标只能针对一个护理诊断。

3. 在目标的陈述中要包括具体的评价日期和时间。例如，总体目标：5 年后该社区结核病的患病率下降为目前的 70%；具体目标：1 年后，15 岁以上居民的结核病防治胸部 X 线检查率从现在的 20% 提高到 50%。

（二）制订社区护理计划

1. 制订实施计划　护理目标确定后，社区护士与护理对象及相关人员一起协商，应共同制订切实可行的护理措施。社区护理计划是由多方合作、合理利用资源并体现优先顺序的行动方案。步骤包括以下几点。

（1）选择合适的社区护理措施　社区护理人员与护理对象协商选取适当措施，使护理对象积极参与过程。制订的护理措施可以是一级预防、二级预防、三级预防和综合性措施，预防与治疗并重，实现群体健康水平的整体提高。

（2）为社区护理措施排序　可以参照 Mucked 与 Lancaster 提出的排序标准或马斯洛的需要层次论来对社区护理措施进行排序。选择最佳方案，使重要的措施能有效及时地执行，尽早控制社区健康问题。

（3）明确所需的资源及其来源　针对每项社区护理措施都要明确社区内外有助于解决问题的各种资源，确定合作者及实施者（如防疫站、疾病控制中心、当地的红十字会等），确定需要的器械、经费、场所，以及分析相关资源的获取途径和可能来源。

（4）记录社区护理计划　社区护理措施确定后，将社区护理诊断、目标及具体措施等完整记录下来。

（5）评价和修改社区护理计划　记录形成书面形式后，社区护士要和护理对象共同探讨，以便及时发现问题并修改。

2. 制订评价计划 拟定社区护理评价计划时，一般采用 4W1H 原则和 RUMBA 准则。

（1）4W1H 指社区护理计划应明确 who 即参与者、what 即参与者的任务、when 即执行时间、where 即地点及 how 即执行的方法。

（2）RUMBA 指 realistic 即真实的、understandable 即可理解的、measurable 即可测量的、behavioral 即行为目标、achievable 即可实现的。

四、社区护理实施与评价

（一）社区护理实施

社区护理实施是指社区护士为达到护理目标，将计划中各项措施付诸实践的过程，具体步骤如下。

1. 实施前准备 在计划实施前需再次确认护理对象对于具体时间、地点是否知晓。计划的实施者对于服务的方法、所需的知识和技能、所需承担的责任等是否明确，根据团队每个成员的能力进行合理分配和授权，合理有效地利用人力资源，如在进行社区康复训练时由专业的康复师或有康复训练经验的社区护士完成，在家庭访视时由经验丰富的访视护士完成。

2. 实施计划 实施者要为护理对象提供一个安全舒适的地点、环境、室温、设备等；在实施过程中，及时发现和处理出现的各种困难或问题；对每天的活动计划应详细了解，随时确认人力、时间、环境等的安排是否合理；针对中途的意外情况等干扰因素要重新评估，随时进行检测和调整。

3. 完成护理计划 加强计划实施者之间及计划实施者与护理对象之间的沟通，建立良好的合作关系，与其他相关部门人员分工协作，共同完成制订的计划。

4. 评价与记录 计划实施过程中需不断评价，以便及时修改、完善社区护理计划，确保社区护理效果，并做好记录。记录方式包括以问题为中心和以护理对象为中心两种。以问题为中心的记录采用的是 PIO 格式，即问题（problem）、措施（intervention）、结果（outcome）。以护理对象为中心的记录方式是根据健康状况的进展进行文字记录。

（二）社区护理评价

社区护理评价是护理程序中最后一个步骤，是对实施护理措施后的情况，以及是否达到护理目标予以评价的过程。护理评价的结果决定是否终止或修改护理计划。若目标达到，说明护理措施有效，解决了社区健康问题；若目标未达到，则需要对其原因进行分析，并重新评估，从而形成护理程序新循环。

社区护理评价是护理程序中的最后一步，是主要评价实施护理活动后的效果。如果护理目标达到，说明解决了这一护理问题，终止护理计划；如果目标未达到，进行原因分析，重新评估，形成护理程序新循环。

1. 社区护理评价的分类

（1）过程评价　过程评价也称形成性评价，是对实施护理程序各个阶段进行的质量评价。过程评价的重点是评价社区护士是否按照社区护理标准实施社区护理计划，如：评估的资料是否全面、准确；所提问题是否明确；计划有无预期目标；措施是否得当，护理计划是否具体；所取得的结果带给社区健康状况改善的作用如何；健康资源利用和消耗相比健康效益是否合理；居民、社区团体对计划项目及服务机构的满意度如何等。过程评价的优点是能够及时获得反馈信息，纠正实施中的偏差。

（2）结果评价　结果评价也称终结性评价，是对执行护理措施后的结果进行评价。即在护理计划完成后，评价社区护理活动的效果是否与预期的护理目标相一致，在效果与措施间是否存在确定的因果联系，还需要评价社区护理服务对象所接受的护理服务的满意度情况。结果评价中会出现目标实现、目标基本实现及目标未实现的情况，根据实现程度来决定对原计划的处理。

2. 社区护理评价的方法

（1）医疗文书评价法　利用社区居民的健康档案、辅助检查等，按照月份、季度及年份对社区居民的患病、发病、死亡等情况进行评价。

（2）统计指标评价法　利用医学统计学的方法，通过医疗文书、问卷调查等方法对收集到的资料进行分析，对社区居民行为的危险因素和社区环境因素的改变等进行评价。

（3）护理服务项目评价法　利用该方法，对开展的新的社区护理服务项目进行评价。

（4）满意度评价法　该方法应集中在社区护理服务规范及服务提供过程满足居民需求的范围内进行。

复习思考

一、选择题

1. 社区健康评估最常用的方法是（　　）

　　A. 访谈法　　　　　　B. 调查法　　　　　　C. 文献法

　　D. 实地考察　　　　　E. 讨论会

2. 评估社区居民的健康行为指标是（　　）

　　A. 吸烟率　　　　　　B. 急性发病率　　　　C. 交通事故发生率

　　D. 传染病发病率　　　E. 酒精中毒者

3. 有危险的护理诊断书写格式常用（　　）

　　A. PES 公式　　　　　B. PE 公式　　　　　　C. PS 公式

D. P 公式　　　　　　　E. S 公式

二、案例分析

社区护士小王，下午入户为一居民进行腹膜透析。

问题：1. 社区护理程序的步骤有哪些？

　　　 2. 本情况属于护理程序中的哪一步骤？

扫一扫，知答案

扫一扫，看课件

模 块 五

以家庭为中心的护理

【学习目标】

　　1. 掌握家庭访视的概念及类型、家庭结构与功能、家庭生活周期中个阶段的护理要点。

　　2. 熟悉家庭生活周期的分期及各阶段的发展任务；家庭对健康的影响；家庭健康护理的内容；家庭访视的目的。

　　3. 了解家庭的概念、类型；家庭健康护理的概念、特点；居家护理及家庭健康护理的程序。

　　早在 19 世纪末，家庭就成为护理的对象，以"家庭为单位"的护理照顾成为公共卫生护理的工作任务之一。20 世纪 60 年代，美国开始在医学院校开设家庭健康的课程，并将家庭健康护理的内容纳入到护理的课程设置中。随后家庭健康护理在理论知识体系、护理实践、教学和科研等方面得到了飞速发展，逐渐形成了特有的教学和实践模式，成为一门独立的、新兴的护理学科分支。

项目一　家庭与健康

📖 案例导入

　　某家庭为三口之家，丈夫在某公司是高层管理人员，经常加班，工作压力较大，常感觉头晕，心前区不适；妻子在某单位任办公室主任，事务性管理工作较多，也经常加班，不能按时回家。他们的独生子 4 岁，上幼儿园中班。因双方工作忙碌，其儿子日常生活由远房亲属照顾。

　　问题：1. 根据杜瓦尔的家庭发展理论，该家庭现处于哪一阶段？

2. 该家庭此阶段的重要任务是什么？

3. 对该家庭进行健康教育的主要内容有哪些？

家庭是个人生活的重要场所，家庭与个人的物质生活、精神生活及身心健康关系密切。家庭是个开放、发展的社会系统，对其成员的人生观、价值观、社会化等方面都有非常重要的影响。个体的健康与家庭是相互联系和依存的，个体健康能促进家庭的发展，和谐的家庭生活则有利于个体维持身心健康和适应社会。因此，社区护士帮助家庭成员分析家庭健康问题及需要，实施家庭健康护理是社区护理的重要内容之一。

一、家庭概述

（一）家庭的概念

家庭是指以婚姻关系为基础，以血缘关系或收养关系为纽带建立起来的，有共同生活活动的基本群体。

在不同的社会发展阶段、不同的时代背景，对家庭有不同的界定，但总体归纳起来有两种倾向，即传统意义的家庭和现代意义的家庭。传统意义的家庭是指有法定血缘、婚姻、领养及监护关系的人组成的社会基本单位，是社会团体中最小的基本单位，也是家庭成员共同生活、彼此依赖的处所。随着社会的发展变化，人们对家庭的概念也有了新的认识。现代意义的家庭是一种重要的关系，它是由一个或多个有密切血缘、婚姻、领养或朋友关系的个体组成的团体，如同性恋家庭、同居家庭、丁克家庭等。

（二）家庭的类型

根据家庭成员之间的关系，可将家庭分为以下几种类型。

1. 核心家庭　是指由一对夫妇及其未婚子女组成的家庭，包括无子女夫妇家庭（无生育能力或丁克家庭）和养父母及养子女组成的家庭。这是现代社会中比较理想和普遍的家庭模式。

此类家庭的特点是结构牢固、关系稳定，但是家庭可利用资源少，遇到危机时容易导致家庭危机或家庭解体。

2. 扩展家庭　扩展家庭包括主干家庭和联合家庭。

（1）主干家庭　是由一对夫妇与父母和未婚子女或未婚兄弟姐妹聚居生活的家庭，是核心家庭的纵向扩大。

（2）联合家庭　是指由至少两对或两对以上同代夫妇及其未婚子女组成的家庭，包括父母和几个已婚子女，以及孙子女组成的家庭，或两对以上已婚的兄弟姐妹组成的家庭，是核心家庭的横向扩大（我国传统大家庭即此类型）。

扩展家庭的特点是人数多、关系复杂，但当出现危机时家庭资源的可利用性也大。

3. 其他类型家庭

（1）无子女家庭　即婚后夫妇双方选择了不要子女（也称丁克家庭），或无生育能力的家庭。

（2）单亲家庭　是指夫妻双方有一方离婚、鳏寡、未再婚的单身父母及其子女或领养的子女组成的家庭。

（3）重组家庭　夫妻一方再婚或者双方再婚，与其一方或双方共同子女组成的家庭。

（4）断代或跨代家庭　即只有一代未婚青少年与祖父母（或外祖父母）组成的家庭。

（5）单人家庭　一方或双方离婚后鳏寡或那些终身不娶、终身不嫁而独身居住生活的男人或女人。

（6）空巢家庭　只有老两口生活的家庭。

此外，还有分居家庭、无父母的未婚子女共同居住家庭、非亲属关系的人组成的家庭、同性恋家庭，以及由实体婚姻产生的其他多人共居等。这类家庭由于其家庭结构的特殊性，有可能发生或诱发各种健康问题，社区护士应给予更多的关注和支持。

（三）家庭结构

家庭结构是指构成家庭单位的成员及其相互之间的关系，包括家庭的外部结构和内部结构两种。家庭的外部结构指其人口结构，即家庭类型；家庭的内部结构指家庭成员之间的互动行为，主要表现为家庭关系。家庭人数越多，其互动关系越复杂，则问题也会增多。Friedman 认为构成家庭内部结构的基本要素有4个：权力结构、家庭角色、沟通方式、价值系统。

1. 权力结构

是指家庭成员在家庭的影响力、控制权和支配权。家庭权力结构分为传统权威型、情况权威型、分享权威型和情感权威型4种类型。

（1）传统权威型　权威来源于家庭所在的社会文化传统。如在父系家庭中父亲为权威人物，通常是一家之主，家庭成员都认可他的权威，而不考虑他的社会地位、职业、收入、健康、能力等。

（2）情况权威型　家庭权力会因家庭情况的变化而产生权力转移。如父母一方失业，权力则转向另一方。

（3）分享权威型　家庭成员分享权力，彼此协商处理事务，由各人的能力和兴趣来决定所承担的责任，即为"民主家庭"。

（4）情感权威型　由家庭感情生活中起决定作用的人担当决策者，其他家庭成员因对他的感情而承认其权威，如"妻管严"型。

2. 家庭角色

家庭角色是家庭成员在家庭中占有的特定地位。家庭角色代表家庭成员在家庭中应执行的职能，反映他在家庭中的相应位置及与其他成员之间的相互关系。家庭成员应尽力履行自己的角色行为，并适应家庭角色转变。家庭成员中每一个成员承担一个以上角色，每个成员所扮演的家庭角色成功与否，是影响家庭健康的重要因素。

3. 沟通方式 是指家庭成员在情感、愿望、需求、价值观、意见和信息等方面进行交换的过程，是评价家庭功能状态的重要指标。家庭关系的好坏取决于家庭的沟通，沟通是维持家庭健康的必要手段。良好的沟通可以化解家庭矛盾和消除误解、解决家庭问题，促进家庭成员间的关系。

知 识 链 接

如何进行良好沟通

生活中可从以下三个方面达到良好沟通：

1. 倾听：倾听是人性的一种需要，仔细听听对方说了什么、没说什么、真正想说的是什么。

2. 语言：语言是沟通的重要手段。在沟通过程中，一定要注意语言修养，注重语言的准确性，避免词不达意；注意语言的礼貌性及艺术性。

3. 非语言：掌握非语言信息的沟通技巧，运用倾听、表情、眼神、仪表、姿势等与他人进行有效沟通，从而使自己了解更多有关对方精神状况、心理感受等方面的信息。

4. 价值系统 是家庭在价值观念方面所持有的思想、态度和信念。家庭价值系统是家庭成员的行为导向，它的形成受家庭所处的文化背景、宗教信仰和社会价值观的影响。家庭的生活方式、教育方式、健康观念、保健行为等均受家庭价值观的影响。如一个重视健康的家庭，就会在日常生活中采取适当的预防措施，摒弃不良生活方式，积极应对健康问题对家庭功能所造成的影响，维护家庭健康。

（四）家庭的功能

家庭的功能是指家庭自身固有的性能和功用，其主要功能是通过满足家庭成员的需求，维护家庭的完整性，实现社会对家庭的期望。家庭在社会生活中所起的作用，受家庭性质和结构的制约。随着社会文化的变迁，家庭功能也随之改变。Friedman 提出家庭功能具体表现在以下 5 个方面。

1. 情感功能 指满足家庭成员情绪精神上需求的功能，是形成和维持家庭的重要基础。家庭成员以血缘和情感为纽带，通过彼此的关爱和支持满足爱与被爱的需要，可以使家庭成员有归属感和安全感。

2. 生殖养育功能 指家庭具有繁衍后代、养育子女和赡养老人的功能。家庭是人口再生产的唯一社会单位，它体现了人类作为生物世代延续种群的本能与延续种群的需要。

3.社会化功能 指家庭具有将其家庭成员培养成合格社会人员的功能。家庭为家庭成员提供教育，培养子女适应社会并走向社会，学会承担社会角色，提高社会适应能力；根据法规和民族习俗，约束家庭成员的行为，给予文化素质教育，培养正确的人生观、价值观。

4.经济功能 指家庭有提供经济资源，满足家庭成员在衣、食、住、行、教育、医疗、娱乐等多方面需求的功能。

5.健康照顾功能 指家庭成员间相互照顾与支持，维护家庭成员的健康。家庭不仅有促进和保护家庭成员健康的功能，还有在成员患病时能提供各种所需照顾和支持的功能。主要包括提供合理饮食、适宜衣物、保持有益于健康的环境、提供保持健康的卫生资源等。

二、家庭生活周期及家庭发展各阶段的护理

（一）相关概念

1.家庭生活周期 是指家庭由诞生、成熟到衰退消失和新家庭诞生的循环过程。即从夫妻组成家庭开始，经过孩子出生、成长、工作、结婚和独立组成家庭，然后夫妻又回到了二人世界，最后夫妻相继去世。如此循环，新的家庭诞生，旧的家庭终结，形成家庭的周期循环。

2.家庭发展任务 是指家庭在生活周期各个阶段所面临的、普遍出现的、需要家庭成员共同去解决的问题。如果顺利解决，家庭将顺利进入下一发展阶段，如果没有解决，家庭整体的健康将受到影响。

（二）家庭发展各阶段的定义、任务及护理要点

家庭生活周期的每个发展阶段都有其特定的角色和责任，健康的家庭会合理应对处理各阶段的主要任务，使家庭发展成熟。家庭如不能正确处理各个发展阶段出现的问题，则会增加家庭成员间的矛盾，导致相应健康问题的发生。社区护士的工作内容之一就是通过了解家庭生活周期，鉴别家庭正常和异常的发展状态，预测和识别在某阶段可能或已出现的问题，帮助家庭和家庭成员正确处理各发展阶段的健康问题，及时进行健康教育和提供咨询，必要时采取干预措施，避免严重后果的产生。

目前国内家庭健康管理多用杜瓦尔（Duvall）1977年提出的家庭发展阶段模式（表5-1）。Duvall以核心家庭为主，将家庭发展过程分为8个阶段，每个阶段都有相应的发展任务，健康的家庭会妥善处理各阶段的发展任务，使家庭逐渐成熟。

表5-1　Duvall 家庭发展各阶段的定义、主要发展任务及护理要点

发展阶段	定义	主要发展任务	护理要点
新婚期	结婚、妻子怀孕	1. 发展夫妇间的亲密关系 2. 适应新的人际关系 3. 分享价值观、承诺和忠诚 4. 适应各自的生活方式 5. 决定是否为人父母	1. 婚前健康检查 2. 双方人际关系指导 3. 性生活指导 4. 计划生育指导 5. 心理适应及沟通
婴幼期	最大孩子小于30个月	1. 适应父母角色 2. 产妇的恢复 3. 婴幼儿的养育 4. 维持婚姻的稳定	1. 围生期保健指导 2. 母乳喂养指导 3. 婴幼儿营养指导 4. 预防接种指导 5. 哺乳期性指导
学龄前期	最大孩子介于30个月至6岁	1. 防止儿童意外及传染病 2. 促进儿童身心健康发育 3. 维持满意的婚姻	1. 儿童意外事故的防范 2. 儿童传染病的预防 3. 监测和促进儿童生长发育 4. 培养良好习惯
学龄期	最大孩子介于7岁至12岁	1. 帮助儿童适应学校生活 2. 防止意外事故发生 3. 维持稳定的婚姻	1. 使儿童适应上学，逐步社会化 2. 儿童安全教育 3. 平衡养育孩子和自身事业的关系
青少年期	最大孩子介于13岁至18岁	1. 性教育 2. 亲子关系的和谐 3. 婚姻生活的责任	1. 防止意外事故 2. 青春期教育与性教育 3. 防止早恋早婚
青年期	最大孩子至最小孩子离家	1. 鼓励认同孩子的独立 2. 照顾高龄父母 3. 重新适应婚姻关系	1. 亲子沟通指导 2. 婚姻再适应指导 3. 高龄老年人的保健指导
空巢期	父母独处至退休	1. 做好退休的准备 2. 与新家庭成员相处 3. 应对更年期问题 4. 慢性病的防治	1. 更年期保健 2. 定期体检 3. 心理咨询 4. 防止药物成瘾
老年期	退休至死亡	1. 适应退休后的生活 2. 适应经济收入的变化 3. 维持配偶及个人功能 4. 面对配偶及亲朋的死亡	1. 生活方式的指导、慢性病的防治 2. 自理能力及社会交往能力指导 3. 孤独心理辅导 4. 临终关怀

三、家庭对健康的影响

每个人都来自于家庭，家庭对个体的影响不仅是身体上的，还有心理和社会的。家庭对其每一位成员健康及疾病的影响远远超过其他任何社会关系的影响。家庭主要从以下6个方面影响着每一位成员的健康或疾病。

1. 遗传对健康的影响　生物遗传是影响人体健康与疾病的重要因素之一。人的身高、

体形、性格、心理状态等均受遗传因素的影响。目前医学已经证明许多疾病由遗传引起：如软骨发育不全、白化病、苯丙酮尿症、21 三体综合征等；一些常见疾病，如高血压、冠心病、糖尿病、乳腺癌等，也与遗传因素有密切的关系。

2. 家庭对生长发育的影响 家庭是儿童生长的必要环境与条件，家庭通过喂养、教育、行为培养等方式直接或间接地影响儿童生理、心理的生长发育和社会价值观的形成。个人身心发展的重要阶段（0 ～ 18 岁）大多数在家庭内完成。大量研究表明，儿童的身体、行为方面的疾病和家庭有着密切的联系。

3. 家庭对疾病传播的影响 家庭的健康观念、防病意识、就医和遵医行为、生活和卫生习惯直接影响疾病在家庭中的发生、发展及传播。疾病在家庭中的传播多见于感染和神经官能症。研究表明，链球菌感染与急慢性家庭压力有关。病毒感染在家庭中有很强的传播性。

4. 家庭对疾病和死亡的影响 许多疾病与家庭不良的生活方式有关，如吸烟、饮酒、不合理的饮食结构等，往往可增加癌症、高血压、心脏病等疾病的发生。

5. 家庭环境对健康的影响 很多疾病发生前都伴有家庭生活压力事件，如成年人丧偶、离婚和独居时会出现死亡率偏高现象。

6. 家庭对康复的影响 家庭的支持对各种疾病（尤其是慢性病和残疾）的治疗和康复有很大的影响。如得到家庭成员的关心与照顾，则有助于个体疾病的恢复。

项目二 家庭健康护理

案例导入

某一家庭的护理对象王某，女，76 岁，患老年痴呆；老伴张某，73 岁时因脑出血去世；他们 1952 年结婚，生有一子一女。大女儿结婚在外地，现与小儿子张先生居住。张先生 53 岁，某部门经理，工作较忙，肥胖，冠心病；其爱人赵女士，51 岁，教师，风湿性关节炎；结婚后生一女儿，24 岁，肥胖。

问题：1. 该家庭目前存在哪些健康问题？判断需要护理援助的内容有哪些？
2. 请绘制出该家庭的家庭结构图。

家庭健康护理是社区护理的重要组成部分。社区护士可以通过对家庭健康状况、健康潜能和健康资源进行评估，采取相应的指导措施，以促进和维护家庭健康。

一、家庭健康护理概述

（一）概念

1.健康家庭　健康家庭是指家庭系统在生理、心理、社会文化、发展和精神方面的一种完好的、动态变化的稳定状态。健康家庭一般具有家庭成员健康、家庭功能健全、家庭内在结构健全、家庭发展任务完好、家庭与环境相互作用良好和具有一定的适应能力等特点。

2.家庭健康护理　家庭健康护理是以家庭为服务对象，以家庭护理理论为指导，以护理程序为工作方法，护士与家庭共同参与，确保家庭健康的一系列护理活动。

（二）家庭健康护理的特点

家庭健康护理的对象是家庭，主要针对有患病成员或在家庭生活周期的某一阶段出现健康问题的家庭。其特点主要表现在以下几个方面。

1.护理场所　家庭健康护理可以设置在不同场所，主要为家庭、社区或家庭认为合适的地方。

2.护理对象　家庭健康护理实践的重点是家庭中的个体、家庭单位和家庭群体，既注重家庭群体健康，也注重每一个家庭成员的健康。

3.家庭健康护理的实践过程　可以是自愿、无偿的福利性服务，也可以是有偿的商业性服务。

4.家庭健康护理服务过程具有连续性　是从家庭建立到结束，贯穿于整个家庭生活周期的连续性服务。

5.家庭健康护理服务内容具有广泛性　任何可能影响家庭成员健康的问题都是家庭健康护理关注的问题。

6.开展家庭健康护理的基本方法是护理程序　社区护士运用系统和整体的科学理念去观察、分析和解决社区家庭现存的或潜在的健康问题，从而促进服务对象的健康水平。

（三）家庭健康护理的内容

多层次的护理服务决定了家庭健康护理服务内容比较广泛，其核心内容主要涉及以下几方面。

1.与家庭成员建立良好的人际关系　建立良好人际关系是家庭护理得以实施的基础。社区护士应有同情心，尊重家庭成员的想法与行为，以亲切和善的专业人员形象进行家庭护理，使家庭产生信任感。

2.为家庭提供有关疾病的医疗护理协助　社区护士不仅要协助家庭发现健康问题，还应指导家庭尽早掌握家庭护理的有关知识和技能，促进家庭整体健康。

3.帮助家庭成员满足心理和社会适应　从家庭的发展周期可知，家庭不断面临新的发展任务，因此，社区护士必须认识各发展阶段家庭及其成员的心理、社会需求，帮助家庭成员适应各期发展。

4. 协助家庭获得或改善健康的生活环境 生活环境是一种可控制性因素，直接影响家庭健康，因此，社区护士通过评估、认识家庭健康问题，充分利用家庭现有条件，督促和改善家庭环境与生活方式。

5. 协助家庭参与社会或社区活动 社区护士应鼓励家庭人员参加社区的各种健康活动，如老年人健康检查、糖尿病的筛查、高血压的防治活动等。

6. 协助家庭运用资源 社区护士应帮助家庭认识内外部资源和社会资源，充分利用这些资源为家庭的健康服务，如家庭的优势、支持性团体、社会福利机构等。

二、家庭健康护理程序

家庭健康护理程序是运用解决问题理论对出现健康问题的家庭进行护理的一种方法，包括家庭健康护理评估、家庭健康护理诊断、家庭健康护理计划、家庭健康护理实施及家庭健康护理评价。

（一）家庭健康护理评估

家庭健康评估是为确定家庭健康问题而收集主观和客观资料的过程，是家庭健康护理活动的第一步。

1. 评估的目的 包括：①强化家庭的正性健康行为；②提高家庭成员对家庭结构、功能、发展阶段等方面的认识，明确其对家庭成员健康的影响；③向家庭提供预防保健的知识；④确定家庭的健康需要和问题；⑤提高家庭成员的健康意识。

2. 评估的内容 主要包括家庭一般资料、家庭成员的健康状况、家庭发展阶段及其发展任务、家庭结构、家庭功能、家庭与社会的关系、家庭对压力的应对 7 个方面，见表 5-2。

表 5-2　家庭健康评估的内容

评估项目	评估具体内容
家庭一般资料	1. 家庭地址、电话和家庭类型 2. 家庭成员基本资料（姓名、性别、年龄、职业、家庭角色、文化程度、婚姻状况等） 3. 家庭成员的健康状况及医疗保险形式 4. 家庭健康的管理状况 5. 家庭成员的生活习惯（饮食、睡眠、家务、育婴、休假等） 6. 家庭经济主要的收入来源 7. 住宅环境（住房面积、交通便利程度、对家庭成员的健康有无危险等） 8. 社区环境（邻居交往、社会保健设施等） 9. 家庭文化背景、宗教信仰、社会阶层

续表

评估项目	评估具体内容
家庭成员的健康状况	1. 家庭成员的主要健康问题，患病情况和患病对日常生活影响的程度 2. 对预后状况的推测 3. 日常生活能力 4. 家庭角色履行情况 5. 疾病带来的经济负担
家庭发展阶段及其发展任务	1. 家庭目前的发展阶段及发展任务 2. 家庭履行发展任务的情况
家庭结构	1. 家庭成员间的关系（患者与家庭成员间、家庭成员间） 2. 沟通与交流（思想、语言、情感交流） 3. 原有角色和变化后角色（家庭分工、角色变化情况、有无代替者） 4. 家庭权力分配（传统权威型、情况权威型、分享权威型、情感权威型） 5. 家庭与社会的交流（收集和利用社会资源的能力） 6. 价值观与信仰
家庭功能	1. 家庭成员间的情感 2. 培养子女社会化的情况 3. 家庭的自我保健行动
家庭与社会的关系	1. 家庭与邻居、朋友、社区和社会的交往关系 2. 家庭利用社会资源的能力
家庭对压力的应对	1. 家庭成员对健康、疾病的理解和认识 2. 家庭成员情绪上的变化（不安、动摇、压力反应） 3. 家庭战胜疾病的决心（参与护理等情况） 4. 应对健康问题的方式（接受、逃避、角色转变与调整、有效利用社会资源等） 5. 生活调整（饮食、睡眠） 6. 对家庭成员健康状况的影响（疲劳、失眠、精神压力性疾病） 7. 对家庭的经济影响

3. 评估工具　在家庭健康评估中，常用的评估工具有家系图、家庭圈、社会支持图、家庭功能评估表等，社区护士可以利用这些工具了解家庭结构、关系、家庭史和家庭成员健康状况等信息。

（1）家系图　又称为家庭结构图或家谱图，是以符号的形式对家庭结构、成员之间关系、家庭成员健康状况进行描述。通过家系图可以使社区护士快速掌握家庭大量的基本信息，识别及判断家庭中的危险因素和高危人员。家系图是了解家庭客观资料的最佳工具，是家庭档案的重要部分。其特点是直观、综合、简单。

家系图可包含三代或三代以上，一般从护理对象这一代开始，向上下延伸。长辈在上，晚辈在下；同辈中，长者在左，幼者在右；夫妻中，男在左，女在右。护理对象所在家庭用虚线圈出。根据需要标注家庭成员的年龄、疾病、文化程度、职业，是否为家庭的决策者、家庭经济的主要来源者，患者照顾者等信息。家系图的常用符号及说明见图5-1，家庭结构图见图5-2、图5-3。

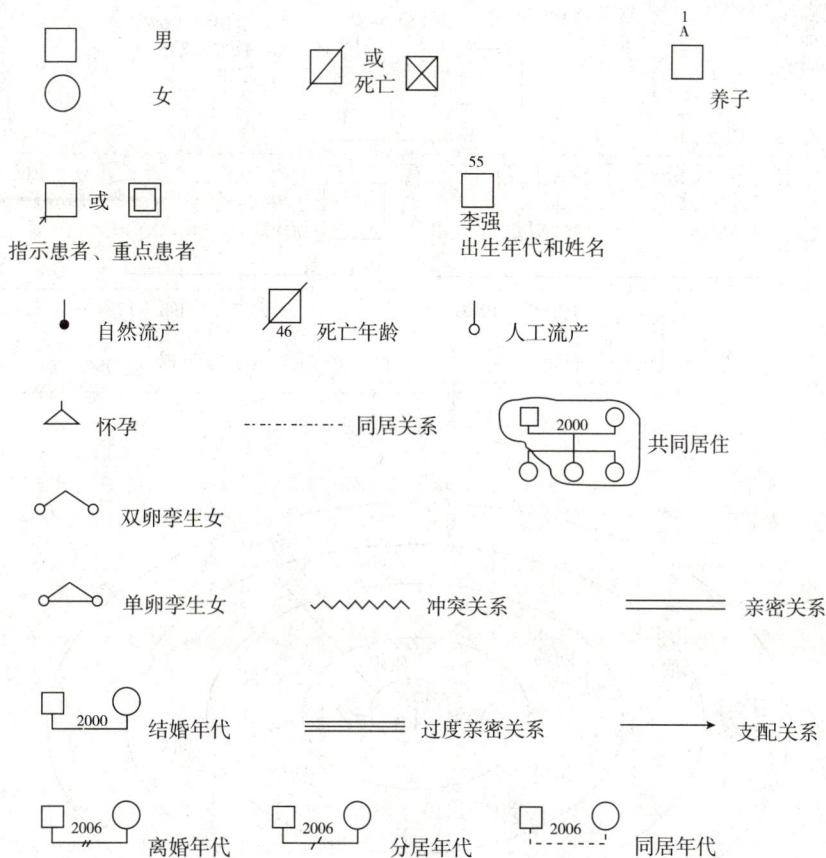

图 5-1　家系图的常用符号及说明

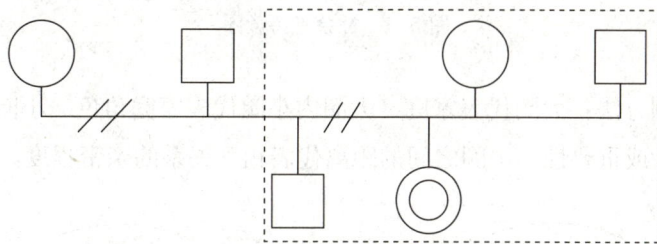

图 5-2　家庭结构图

（2）社会支持度图　体现了以护理对象为中心的家庭内、外的相互作用，社区护士通过社会支持的程度可以了解和判断家庭目前的社会关系及可利用的社会资源，连线表示两者间有联系，双线表示关系密切。如图 5-4 所示。

（3）家庭圈　家庭圈反映家庭成员主观上对家庭的看法，包括对家庭关系的感性认识、情感倾向、成员间的亲密程度。这种看法只代表当时的感觉，将随时间的推移而改变，尤其是家庭生活周期的转变阶段或家庭成员发生严重疾病时。

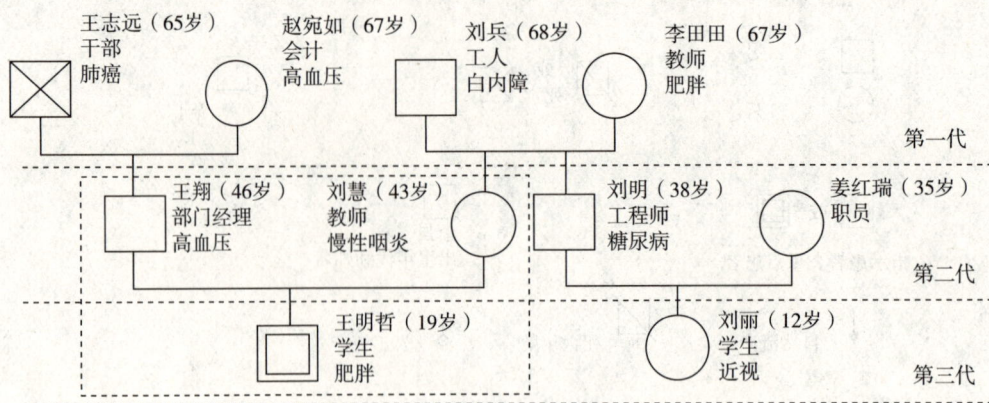

图 5-3　家庭结构图举例

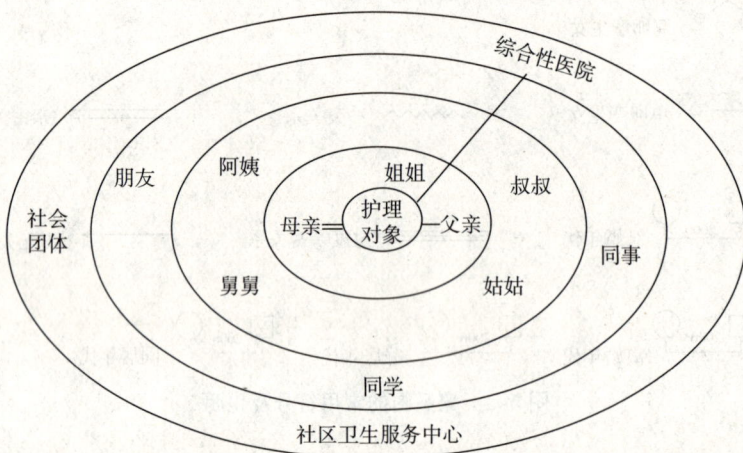

图 5-4　社会支持度图

　　家庭圈的绘制方法：大圈代表家庭，大圈内小圈代表家庭角色。小圈的大小代表个体在家庭中的权威性或重要性，小圈之间的距离代表相互关系的亲密程度。如图 5-5 所示。

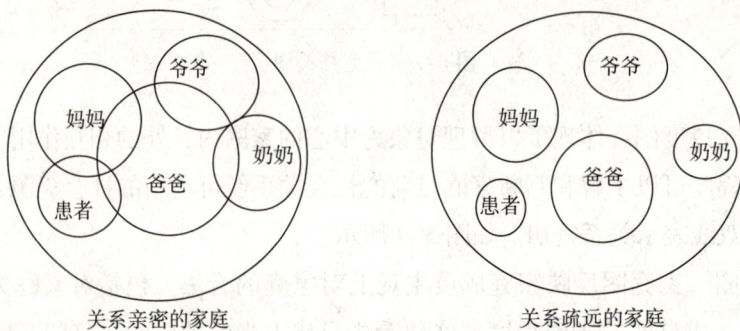

关系亲密的家庭　　　　　　　关系疏远的家庭

图 5-5　家庭圈

（4）家庭关怀度指数测评量表　又称家庭功能评估表，是用来快速检测家庭功能的问卷，反映家庭成员对家庭功能的主观满意度。加拿大麦吉尔大学于1983年提出PRACTICE和APGAR家庭功能评估表。APGAR的含义为：适应度（adaptation）、合作度（partnership）、成熟度（growth）、情感度（affection）和亲密度（resolve）。该问卷由5个题目组成，评分标准为：0～3分表示家庭功能严重障碍；4～6分表示家庭功能中度障碍；7～10分表示家庭功能良好。由于回答问题简单，评分容易，可以粗略、快速地评价家庭功能，具体内容见表5-3。

表5-3　家庭功能评估表

评估项目	经常（2分）	有时（1分）	几乎从不（0分）
1. 当我遇到问题时，可以从家人处得到满意的帮助（适应度）	□	□	□
2. 我很满意家人与我讨论事情以及分担问题的方式（合作度）	□	□	□
3. 当我想从事新的活动或发展时，家人都能接受且给予支持（成熟度）	□	□	□
4. 我很满意家人对我表达感情的方式及对我情绪（如愤怒、悲伤等）的反应（情感度）	□	□	□
5. 我很满意家人与我共度时光的方式（亲密度）	□	□	□

4. 注意事项

（1）收集资料要全面：社区护士的收集资料，不仅包括家庭中患病成员的资料，还包括家庭其他成员的资料。

（2）正确分析资料并做出判断：家庭的多样性决定了家庭护理不能用统一的标准护理每个家庭，不能主观地用自己的价值观去收集资料，应用专业知识，站在对方的立场明确家庭存在的问题并做出判断。

（3）及时修改计划：由于家庭成员的状况是不断变化的，所以要注意不断收集新资料，及时修改计划。

（4）充分利用其他医务工作者收集的资料。

（二）家庭健康护理诊断

家庭健康护理诊断，也称为家庭护理问题，是根据评估收集的资料，对家庭存在的健康问题进行判断，确定需要援助项目的过程。家庭健康护理诊断的步骤包括以下几方面。

1. 确定家庭的需求　家庭的需求涉及多个层面，见表5-4。

表5-4　家庭各层面的护理诊断

家庭各层面	相关因素	护理诊断
个体成员	根据休息或睡眠、排泄、活动或锻炼情况	健康维护能力改变、自我照顾能力丧失
家庭人际关系	代表一个以上的人之间相互作用的需求	母乳喂养无效、夫妻性生活障碍、父母不称职
家庭单位	住所、邻近环境、卫生状况等	家庭功能改变、家庭应对无效

2. 确定家庭功能　护士应结合家庭力量、资源及应对能力确定家庭功能。1972年塔皮亚将家庭功能分为4个层次，每一层次有其特征和相关护理措施，见表5-5。

表5-5　塔皮亚的家庭功能层次及相关护理措施

功能层	特点	护理措施
1. 混乱家庭	家庭生活各方面混乱无序，不能为成员提供生理和感情支持，角色混淆，孩子受忽视，不利于个体成员成长，很依赖外界各方面的帮助	建立信任关系，澄清角色，建立秩序
2. 中间家庭	家庭各方面秩序稍好，不能支持和促进成员成长，父母角色不成熟，忽视孩子情况存在，但不严重，能够接受外界帮助	帮助家庭了解自我，发现问题、找到解决问题的办法，建立秩序
3. 青少年期家庭	家庭生活基本正常，但有许多冲突和问题。为成员提供支持的能力提高，父母角色较成熟，但仍有些情绪冲突，有寻找外界解决问题的经验	提供建议和资料，帮助改变家庭管理角色
4. 成人期家庭	家庭生活大部分正常，能为家庭成员提供生理、感情支持，家庭角色分明，有自信心，家庭主要问题是围绕家庭发展阶段和任务，有需要时能寻求外界指导	预防性健康教育

3. 确定护理对象及护理活动　家庭评估资料可能显示出许多存在和潜在的问题，护士应根据轻重缓急选择不同的个体为护理对象，通常对生命安全有威胁的事件应首先考虑，有必要确定重点的需求，并与家庭成员进行协调，取得家庭成员的合作和参与，制订相应的护理计划。

（三）家庭健康护理计划

通过家庭护理诊断明确家庭健康的护理问题和需要支持的程度及支持的项目后，就要制订详细的家庭护理计划，其步骤如下。

1. 确定护理目标　护理目标可分为长期目标和短期目标。长期目标是护士和家庭希望达到的最终目标。短期目标是为实现长期目标而设定的在几天、几周或几个月内达到的目标。目标制定时应考虑到可行性和家庭成员的意愿优先等原则。

2. 制订具体计划　从短期目标开始制订具体的护理计划。计划的内容应包括何时、对谁、做什么、怎么做、结果怎样等。社区护士在制订具体计划时应遵循以下原则。

（1）互动性　即家庭成员的参与，只有当家庭成员认识到问题的存在并愿意使用某些方法去解决时，才会努力克服困难并采取积极的行动。

（2）特殊性　不同家庭的健康问题是不同的，每个家庭选择护理支持的方法也不尽相同，需要采用有针对性的护理干预计划。

（3）可行性　即设立切实可行的目标，设立目标要综合考虑时间、家庭资源、家庭结构和功能的限制。

（4）意愿性　即制订计划必须尊重家庭成员的意愿、价值观和信念。

（5）合作性　即与其他医务人员和卫生服务机构充分合作，避免重复工作，充分有效地利用资源。

（四）家庭健康护理实施

此阶段是将家庭护理计划付诸行动的过程。家庭护理计划实施的主要责任者是家庭成员，护士为家庭提供指导和信息，必要时给予帮助。常用的家庭护理实施方法包括改善居住环境、修正家庭成员的行为、进行辅导、处理家庭危机、做家庭的代言人、建立支持网络、提供专业知识与技能等。

社区护士在实施家庭护理中主要的任务包括以下几方面。

1. 促进家庭追求健康动机的形成　通过增强家庭对问题严重性的认识和家庭对所采取措施益处的认识，促进家庭健康动机的形成，减少家庭干预实施的障碍。

2. 支持家庭成员　支持家庭成员的内容包括：①促进家庭成员掌握疾病相关的知识，形成健康的观念和良好的生活方式，增强其应对健康问题的能力；②通过教育改变家庭成员的认识，促进家庭成员正确判断和认识家庭的发展任务和家庭功能，指导家庭成员促进健康和预防疾病的具体方法、克服困难的技巧和基本的家庭护理技术等；③给予患者和家庭成员心理支持，改善疾病带来的不良情绪，使他们安心地在家庭中生活，增强战胜疾病的信心。

3. 促进家庭成员的互动　当家庭出现压力事件时，社区护士要协助家庭成员相互理解，促进家庭成员的沟通、交流，适应改变后的角色和家庭内部工作的重新分工，并进行自身情绪的调节。

4. 促进家庭与社会的关系　促进家庭成员重视其环境的调整，加强与社会的沟通，协助调整社会资源，促进家庭利用社会资源和社会援助支持系统等。

（五）家庭健康护理评价

家庭健康护理评价是家庭护理计划实施成功的关键，贯穿于家庭护理活动的全过程中。主要目的是修改护理计划，客观地判断计划及制定的目标和措施是否恰当、切实可行。评价包括过程评价和结果评价。

1. 过程评价　又称阶段性评价，是对家庭健康护理的评估、诊断、计划、实施等各阶段分别进行评价，根据评价结果随时修改各阶段的计划和内容，保证家庭功能的正常发挥。

2. 结果评价 又称总结性评价，是依据所制定的目标对实施的结果进行客观公正的评价，并决定是修改计划或补充计划、还是终止家庭援助。评价内容主要包括：①对家庭成员援助的评价；②在促进家庭成员相互作用方面的评价；③在促进家庭与社会关系方面的评价，如家庭对相应社会资源的有效利用程度。

项目三 家庭健康护理的方法

📖 案例导入

王某，女，30岁，行剖宫产术分娩一足月男婴，现产后第7天，出院回家。所在社区服务站拟对王某进行家庭访视。

问题：1. 此家庭访视属于哪种类型？

2. 家庭访视时主要评估内容有哪些？应从哪些方面进行健康评估？

家庭健康护理的方法有多种，常用的方法有家庭访视和居家护理。

一、家庭访视

（一）家庭访视的概念

家庭访视（home visiting）亦称访视护理，简称家访，是指在服务对象家庭环境里，为了维护和促进个人、家庭和社区的健康而提供的护理服务活动。

家庭访视是家庭健康护理的重要方法，也是社区护士开展社区护理工作的重要手段。社区护士通过家庭访视可以了解服务对象的家庭环境、家庭成员情况、家庭结构和家庭功能，从而发现家庭成员和家庭整体现存和潜在的健康问题，合理利用家庭内、外资源，实施护理活动，解决家庭及其成员的健康问题，促进家庭健康。另外，社区护士也可以通过访视管理管辖区域的家庭，了解和发现社区的健康问题，掌握该社区的新生儿、残疾人、精神疾病患者、传染性疾病患者、慢性病需要照顾者、体弱多病且需要照顾的老年人的家庭状况。

（二）家庭访视的目的

1. 早期发现家庭健康问题 通过家庭访视，了解家庭及家庭成员的健康状况，收集家庭生活环境中关于个人、家庭健康的相关资料，以便早期发现和解决家庭健康问题。

2. 明确家庭健康相关因素 了解家庭支持系统状况，提供切实可行的家庭援助计划。

3. 提供诊断依据 广泛收集社区健康问题的信息，为判断家庭健康问题提供依据。

4. 寻求在家庭内解决问题的方法 收集家庭成员间的互动信息、家庭环境和经济状况等资料，根据家庭具体情况，采取有针对性的护理支持。

5. 提供适当的护理服务 通过家庭访视，为在家居住的患者或残疾人提供适当、有效的护理服务。

6. 促进家庭建立援助系统 鼓励家庭充分利用现有的资源，促进家庭建立有效的援助系统。

7. 促进家庭功能完整 调动护理对象及家庭成员积极参与护理活动，提高家庭成员的健康管理能力，促进家庭及家庭成员的健康发展，协助家庭充分发挥功能。

8. 获得真实的资料 由于深入到访视对象的家庭中，社区护士可以与访视对象进行充分的交谈，消除其紧张情绪，从而获得真实资料。

知 识 链 接

家庭访视的次数

家庭访视的次数可以根据家庭的具体情况而定，即家庭存在的问题和需要支持的程度。决定访视次数时应考虑的因素有社区护理工作人员数量、护理对象和社区护士的时间、护理对象需要解决的问题的轻重缓急程度及预算等。

（三）家庭访视的对象

社区内的所有家庭都是被访视的对象，但由于家庭访视所需的时间和费用较多，社区护士很难对所有的家庭进行访视。因此，访视的对象主要是存在健康问题和有潜在健康问题的个人及其家庭成员。主要包括：①健康问题多发家庭；②有慢性病且缺少支持系统的家庭；③具有遗传危险因素或有残疾者的家庭；④家庭功能不完善的家庭；⑤不完整家庭；⑥特困家庭。

（四）家庭访视的类型

根据家庭访视的目的不同，可将其分为4种类型。

1. 评估性家访 对家庭成员及环境等各方面进行全面评估，为制定护理计划提供依据，常用于有老年体弱、残疾人或存在家庭危机、心理问题的家庭。

2. 预防、保健性家访 主要是预防疾病和促进健康，一般用于妇幼保健性家访和计划免疫工作。如产后家访、新生儿家庭访视。

3. 急诊性家访 对患者出现的紧急情况或者临时问题进行处理的家访。

4. 连续照顾性家访 也称居家护理，为有后续护理照顾需求的患者提供连续性的护理服务。如出院返家的患者，虽然病情稳定，但仍有特定的健康问题，需要专业护理人员给予定期性的护理服务。主要用于慢性病患者、康复期患者、临终患者及家属的居家护理。

（五）家庭访视的原则

1. 保密原则 社区护士应对被访家庭的相关资料进行保密，这是职业道德的基本要求。

2. 规范服务原则 社区护士应按社区护理职责和要求提供健康服务，职责以外的内容不应提供给服务对象，特别不能做有害于服务对象的事情，如向患者推销药品等。

3. 协同原则 社区护士应与家庭共同制订护理计划并付诸实施。

4. 资源共享原则 社区护理与医院护理的区别之一是可利用资源的供应渠道、供应条件、供应机会等不同，社区护士应充分利用和开发家庭及社区资源。

5. 安全原则 消除家庭环境中不安全或致病的因素，确保家庭环境的健康。另外，社区护士在访视时还应确保家庭成员及自身的安全。

6. 三级预防原则 按照疾病发展的自然史以三级预防为原则进行疾病控制。

（六）家庭访视的内容

1. 提供直接护理 直接护理是指在家庭访视中直接为访视对象实施护理技术服务和健康指导等，如指导家属为卧床患者床上洗头、指导慢性阻塞性肺部疾病患者家庭氧疗方法、指导家庭为糖尿病患者进行足部护理、为居家患者更换伤口敷料或解除尿潴留等。

2. 进行健康教育 为家庭提供预防疾病和健康保健的信息，帮助家庭成员有效应用保健知识，促进家庭成员自行解决问题，自觉进行自我健康管理。指导家庭成员营造安全、卫生的家庭环境。帮助家庭掌握常用的家庭护理知识和技能，如育婴知识、健康生活方式、高血压和糖尿病的自我管理、父母角色适应的技巧、家庭生活周期、家庭内部的有效交流、家庭自理等。

3. 为家庭人员提供咨询指导 如何有效利用各种社会健康福利资源等。

4. 提供联络、协调、合作服务 为解决家庭存在的健康问题，有时需要各领域的卫生服务人员和社会相关机构的共同努力才能完成。因此，家庭访视护士需要和相关部门，如医疗保险机构、区政府和街道办事处、医疗管理机构、福利机构，甚至医疗企业等部门协调、配合或合作解决家庭健康需求问题。

（七）家庭访视的步骤

1. 访视前的准备 访视前的准备工作非常重要，是关系到访视成功与否的重要环节。

（1）选择访视对象 需要家庭访视的对象较多时，社区护士应在时间、人力、物力有限的情况下，有目的、有计划、有重点地安排家庭访视的优先顺序。安排访视的优先顺序主要考虑健康问题的严重性，健康问题对社区、家庭和个人的影响。一般来说，影响人数多、对生命威胁大、会留下后遗症、经济损失严重者优先，即先群体后个体，先传染病后非传染病，先急性病后慢性病，先访可造成后遗症的、后访无后遗症的，先经济损失严重的、后经济损失轻微的。以上顺序也可根据具体情况调整，如从节约时间的角度考虑，将在同一路线的家庭安排在同一时间段访视；从避免交叉感染的角度考虑，将新生儿访视安排在先，传染患者安排在后；也可以根据访视对象的希望对访视时间进行调整。

（2）制订访视计划　在明确需要访视的对象后，社区护士需要根据访视对象的情况制订具体的访视计划，包括分几次访视，间隔多长时间，每次访视的目的、内容，访视过程可能出现什么问题、如何应对等，必要时可以和全科医师、营养师、康复医师等讨论，确定访视的计划。如果是首次访视，社区护士在访视前要对受访对象有初步的了解，通常从以下几方面了解受访家庭的情况，如患者住院的治疗护理资料、健康档案记录资料、家属到社区卫生服务中心（站）寻求帮助或进行某些健康咨询时提出的问题和困难；如果是连续访视，社区护士在访视前要复习家庭资料、患者住院资料和家庭记录等，并依据上次访视的评价结果，对计划进行调整，制订出明确具体的新访视目标和措施，注意充分利用家庭内外资源。

（3）准备访视用品　社区护士要在访视前对访视物品进行准备和核对。访视物品应根据访视目的进行准备。

1）访视包内基本物品的准备：这些物品一般于访视前在社区卫生服务中心（站）准备。包括：①常用体检工具，如体温计、听诊器、血压计、手电筒、软尺、剪刀等；②常用消毒隔离用物，如手套、口罩、帽子、工作衣、塑料围裙、消毒液、棉签、棉球、纱布、洗手液等；③常用药物和用具，如生理盐水、急救药物、各种规格的注射器、输液器、胶布等；④其他：记录单、健康教育材料、地图、家庭护理手册等。

2）根据访视目的增设访视物品准备：如新生儿访视时增加体重秤、布包以便测量体重，携带相关母乳喂养和预防接种的资料等，留置导尿患者增加引流袋等。

3）可利用的家用物品：如浴巾，利用家庭材料制作的床上洗头用物、康复器具，训练开发婴儿智力的各种玩具等，可在访视之前提醒家属准备。

（4）联络被访家庭　一般访视前应通过电话联络被访视的家庭，约定访视时间。如果社区护士根据访视前掌握的资料判断事先通知可能会使某些家庭有所准备，从而掩盖想要了解的真实情况时，可安排临时突击性访视，如虐待儿童、吸毒等家庭的访视。

（5）安排访视路线　社区护士可根据具体情况安排一天内的家庭访视路线图，确认地址，准备简易地图。为防止访视出现特殊情况，社区护士出发前应在社区卫生服务中心留下被访家庭的地址、路线及访视时间安排，以便有特殊情况可与社区服务中心联系。

2. 访视中的工作　家庭访视分为初次访视和连续性访视。

（1）初次访视　在家庭护理中，家庭成员对访视有较多的控制力，家庭成员可能拒绝合作，社区护士又处在一个陌生的工作环境，因此，初次访视相对比较困难，社区护士需要运用丰富的学识、熟练的操作技能、热诚的态度、良好的沟通技巧与访视对象建立良好的关系，并通过高质量的护理服务达到访视的目的。同时，在访视过程中注意患者和护士自身的安全，最大限度降低护理风险。初次访视的具体工作包括以下几方面。

①建立信任关系：初次访视时，社区护士要有礼貌地称呼对方，主动向访视对象介绍自己的姓名、工作单位，并确认访视对象的住址和姓名，然后介绍本次访视的目的、所需时间、所提供的服务等。在访视过程中，尊重访视对象，提供相关信息，注意使用恰当的交流技巧，取得访视对象的信任，与访视对象建立良好的关系。在访视对象愿意接受的情况下提供服务和收集资料，必要时可签订家庭访视协议。

②评估：包括初步的个人评估、家庭评估、环境评估等，可以及时发现现存的健康问题或自上次访视后的变化情况。

③制订计划：根据评估的结果，与服务对象共同商讨，制订切实可行的家庭护理计划。

④护理干预：依据制订的护理计划实施护理干预，主要包括健康教育和护理操作，如给患者和家属进行相关知识的讲解，实施或演示相关的操作技术，倾听问题家庭成员的倾诉等。在实施操作过程中要严格执行无菌技术操作原则和消毒隔离制度，防止交叉感染。操作后正确处理用物和污染物，避免医疗垃圾对家庭和社区造成污染。

⑤简要记录访视情况：记录内容包括通过家庭评估收集的主、客观资料，实施的护理干预措施及护理对象的反应。记录应简明扼要，一般只记录重点内容。

⑥结束访视：在访视将要结束时，与访视对象共同总结本次访视的主要内容，确定访视目的是否达到，在需要和同意的基础上共同决定是否需要下次访视。如果需要则预约下次访视的时间和内容，并交代访视前家庭需要做哪些方面的准备。给家庭留下社区护士的联系电话和单位地址，便于访视对象必要时联系。

（2）连续性访视　社区护士访视前需对上次计划进行评价和修订，再制订下次的访视计划并按新制订的访视计划进行护理和健康指导。同时在访视中也应不断地收集资料，以便及时发现问题及解决，并为以后的访视提供充分的依据。

3. 访视后的工作　访视结束后，社区护士回到社区卫生服务中心后主要做以下工作。

（1）用物的处理和补充　访视后要洗手、漱口，分类处理带回的医疗垃圾，把使用过的物品进行必要的处理，检查并补充访视包内基本物品，以备下次访视使用。

（2）记录和总结　做好访视的相关记录，写访视报告，分析护理措施的效果和护理目标达成的情况，提出解决问题的策略，并总结访视的成败和经验。

（3）修改护理计划　根据收集的家庭健康资料和新出现的问题，修改完善下一步的访视计划。如果访视对象的问题已经解决，也可以停止访视。

（4）协调合作　对于社区护士个人无法独立解决的健康问题，可以通过个案讨论或汇报等方式与全科医师或康复医师等社区相关服务人员共同商定解决办法。如现有资源不能满足访视对象的需求，或该健康问题不在社区护士的职责和能力范围内，社区护士可与其他服务机构、医院，设备供应商等联系，对访视对象做出转诊或其他安排。

（八）家庭访视的注意事项

家庭访视是家庭护理的重要方法和主要的服务形式。由于服务场所和周围可利用的资源的变化，给社区护理工作造成了一些特殊的风险和安全隐患。社区护士在家庭访视过程中应注意以下问题，最大限度地降低护理风险，保障社区护士和服务对象的安全。

1. 着装与态度　着装要注意穿着适合社区护士身份的职业服装，选择整洁、便于工作的服装。态度要求合乎礼节，大方而且稳重，以能表示对访视家庭的关心和尊重为原则。与家庭成员应有一定的界限，不能表示出对某一家庭成员特别亲热，以免其他成员产生误解。

2. 签订家庭访视协议　家庭访视确定后，社区卫生服务机构应该与被访的家庭签订家庭访视协议，确定家庭是否同意被访，明确访视双方的责任、义务和权利，确定访视的方式、内容和时间等，在访视对象知情同意的前提下提供家庭访视服务。

3. 明确服务项目和收费标准　访视护士和访视对象双方要明确服务的项目，包括免费项目、收费项目及其收费标准。一般社区护士不直接参与收费，不应接受礼金、礼物等。

4. 选择合适的访视时间　每次访视时间一般为 30 分钟至 1 小时，尽量避开家庭吃饭、会客、外出的时间，最好选择家庭人员都在的时间进行访视。

5. 加强访视对象的安全防范　内容包括以下几方面。

（1）社区护士按照相关规章制度、流程实施护理操作，如严格遵守无菌技术操作原则、消毒隔离制度、护理操作流程等。

（2）技术操作熟练，操作时注意观察，一旦有问题，及时发现，及时处理。

（3）访视包内准备必要的抢救物品，一旦发生危险，现场实施抢救，必要时通知急救中心。

（4）社区护士的访视包放在护士管辖范围内，不用时及时关上，以免小孩或宠物好奇玩弄。

6. 加强访视护士自身安全的防范　内容包括以下几方面。

（1）社区卫生服务机构建立完善的安全访视制度，社区护士按照有关规定进行工作。

（2）访视前，尽可能先电话联系访视对象，确定访视对象的地址，与该机构其他人员共同准备好行程计划，包括家访的时间和访视家庭的姓名、地址、电话及交通工具等。访视前尽量了解访视对象的家庭情况，判断访视家庭中有无不安全的因素，如打架、酗酒、吸毒等。

（3）访视时穿着合适、得体或按单位规定穿制服，穿舒适的鞋子，勿戴贵重的首饰，要随身携带身份证、工作证、移动电话和零钱，以备急用。

（4）护士对家访有选择的自由，如果感觉不安全可以不去。初次访视或去偏僻的地方访视，有权要求陪同人员同行。

（5）对突发事件应灵活应对，如遇到受访对象有敌意、情绪异常，或家庭中有不安全因素，如吵架、酗酒、吸毒等，在提供急需的护理后，可立即离开现场。

（6）注意路途安全，在家访时严格遵守交通安全规则，认真做好自我防护措施。

知 识 链 接

国外居家护理概况

经济发达国家从20世纪90年代末就开始注意出院患者的延续护理，对出院的高危早产儿、老人，肿瘤、器官移植、脑血管疾病患者进行早期随访，并制订了详细的评估表及护理计划，获得了良好的治疗效果。

出院患者居家护理类型有基本照护模式，是以专业照护团队为核心的模式，由全科医师、护士、治疗师、非专业照护人员整合而成；团队照护模式由注册护士、执照护士与助理护士共同构建。此外，还有针对老年人的持续性的跨学科病例讨论模式，以老年人的特殊需要为核心的基本照护模式、心灵照护模式。

国外居家护理发展完善，服务内容涉及生理、心理和社会方面的护理。最常用的居家护理内容为药物管理、心理应对能力干预；还包括健康教育和促进服务；技术性护理服务；协助诊断、治疗和促进服务对象康复服务；协调医疗机构、社会机构，使资源得到有效配置。

二、居家护理

居家护理作为一种新的护理模式已成为许多发达国家的基本卫生政策。随着我国医疗体制改革的进一步深入，居家护理将成为我国护理事业发展的趋势。

（一）居家护理的概念和目的

1.概念 居家护理（home care nursing）是在有医嘱的前提下，社区护士应用护理程序对有后续护理服务需求的服务对象，在其居住的家庭环境中，提供连续的、系统的基本医疗护理服务。

2.目的

（1）使患者得到连续性的治疗和护理，促进患者全面康复。

（2）缩短患者住院时间，减少住院费用，减轻患者的经济负担和家庭的压力。

（3）增强自我照顾的意识和能力，提高家庭的照护知识与技能。

（4）方便患者生活，维持家庭功能的完整性，提高生活质量。

（5）增加医院床位的周转率，促进医疗卫生资源的合理应用，节约医疗资源。

（6）拓展护理工作领域，促进护理专业的发展。

（二）居家护理的对象及条件

1.服务对象 居家护理的对象一般是诊断明确、病情稳定、适合在家庭条件下进行检查、治疗和护理的患者。具体包括：①刚出院且有后续的连续性护理服务需求的患者；②在家疗养的慢性病患者、康复期患者；③老弱病残到医院连续就诊困难的患者；④适合在家庭治疗的部分妇产科、传染病、职业病、精神病患者；⑤晚期肿瘤需要支持治疗和减轻痛苦的患者。

2.获得居家护理的条件 符合以下任一项或一项以上时可获得居家护理服务。

（1）患者与家属有居家护理需求且愿意接受居家护理相关的付费事宜。

（2）有明确的医疗和护理项目服务需要者。如一般的治疗处置，或导尿管、气管插管、造口、压疮等护理。

（3）病情稳定，能在家中进行医护措施者；患者家中有能担负照顾责任的人。

（4）患者自我照顾能力有限，如活动受限者。

（5）签订家庭护理服务知情同意书。

（三）居家护理的形式

居家护理主要有三种形式，包括社区卫生服务中心、家庭病床和家庭护理服务中心。

1.社区卫生服务中心 社区卫生服务中心是我国目前主要的居家护理服务形式，由社区卫生服务中心的社区护士为管辖区域的居民提供护理服务。

2.家庭病床 家庭病床是指医疗机构为了最大限度地满足社会医疗需求，选择适宜在家庭环境中检查、治疗和护理的患者，在其家庭内建立的病床。

家庭病床服务是适应我国社会经济发展和人口老龄化形式的要求，方便社区患者获得连续性医疗卫生服务、提高基本医疗卫生服务可及性的有效方法，是社区卫生医护人员走入社区、走进家庭、不断满足社区居民医疗服务需要的重要举措。近几年，由于社区医疗服务的大力推进，家庭病床在社区卫生服务机构逐渐增多，服务范畴也由原来的医疗为主发展成融医疗、预防、保健、康复、计划生育、健康教育为一体的综合服务。

3.家庭护理服务中心 家庭护理服务中心是对家庭中需要护理服务的人提供护理的机构，是国外一些发达国家的主要健康服务形式，美国称为家庭服务中心，日本称为访问护理中心。目前我国处于初步发展阶段，国际发达国家正积极推广和使用这种方式，是居家护理的发展方向。

（1）机构设置 家庭护理服务中心由社会团体、医院或民间组织等构成。经费主要来源于保险机构，少部分由服务对象承担。工作人员由医生、社区护士、护理员、家政服务员、心理咨询员、营养师、康复医生等组成。

（2）服务方式 ①有服务需要的家庭，首先到家庭护理服务中心申请。②护理中心接到申请后，对申请家庭进行评估。③明确居家患者的健康问题，制订居家护理计划，选择有针对性的护理措施并实施，最后评价结果是否达到预期目标。

复习思考

一、选择题

1. 下列不属于家庭基本功能的是（　　）

　　A. 情感功能　　　　　B. 生育功能　　　　　C. 经济功能

　　D. 调节功能　　　　　E. 健康照顾

2. 把家庭作为社区护士基本单位，最主要的原因是（　　）

　　A. 每个家庭成员是独立的个体

　　B. 每个家庭成员的健康问题具有个别性

　　C. 容易制订社区护理的目标

　　D. 家庭是提高社区健康水平的基础

　　E. 容易开展社区护理工作

3. 根据杜瓦尔的家庭生活周期，最需要妇幼保健指导的阶段是（　　）

　　A. 新婚期家庭　　　　B. 生产期家庭　　　　C. 学龄前家庭

　　D. 学龄期家庭　　　　E. 青少年家庭

4. 关于家庭圈的说法，正确的是（　　）

　　A. 每个圈只代表他认为重要的人，不包括自己

　　B. 圈的大小代表亲疏程度

　　C. 圈之间的距离代表权威性或重要性的大小

　　D. 家庭圈反映患者对家庭的看法，在家庭中的地位

　　E. 家庭圈代表患者对家庭的看法，一般不需要修正

5. 应当优先访问的家庭是（　　）

　　A. 健康普查怀疑是乳腺癌，而未进一步去医院检查者

　　B. 未参加健康普查者

　　C. 中断健康培训学习者

　　D. 恢复期而中断康复训练者

　　E. 有糖尿病家族史者

6.家庭健康评估的内容不包括（　　）

　　A.家庭功能　　　　　　B.家庭发展阶段　　　　C.家庭成员的隐私

　　D.家庭成员间互动　　　E.家庭健康问题

二、案例分析

1.王女士，45岁，已婚，某学校教师，患卵巢肿瘤2年；丈夫，吴先生，47岁，企业工程师；儿子，17岁，高三学生。王女士是独生女，与父母住同一城市，父母均70高龄，独立生活。丈夫老家在外省，排行老二，兄妹四人，均已成家，平常联系少。目前王女士自我照顾能力下降，丈夫为主要照顾者，最近其丈夫感觉头痛、全身无力、疲乏，明显消瘦。

问题：（1）该家庭属哪种类型的家庭？

（2）绘制该家庭的家系图。

2.蔡某，46岁，某工厂工人。其妻张某，43岁，下岗工人，下岗后一心照顾上高中的儿子，希望儿子有出息。最后，儿子如愿考上大学，离开家到外省读书。丈夫为多挣钱经常主动加班，妻子既担心儿子在外地没人照顾，又担心家庭的经济不能满足儿子上学。最近，妻子出现入睡困难，不愿与人交往，常在家独自哭泣，也不愿做家务，原来整洁的家现在变得凌乱不堪。为此，加班回来疲惫的丈夫非常生气，常抱怨妻子，这样的生活持续了1个多月，儿子不知道家庭的情况，家中无其他亲人。

问题：（1）该家庭目前主要的家庭问题有哪些？

（2）请制订护理措施。

扫一扫，知答案

扫一扫，看课件

模 块 六

社区重点人群的保健与护理

【学习目标】

1. 掌握社区不同时期儿童的保健与护理、预防接种程序；妇女特殊时期的保健与护理；中老年人的保健与护理；亚健康人群的保健与护理。

2. 熟悉儿童的生长发育特点，不同时期的儿童常见疾病的急救、预防与家庭护理；亚健康的形成因素。

3. 了解社区重点人群保健的意义。

社区重点人群是指具有特殊的生理、心理特点或处于一定的特殊环境中，容易受到各种有害因素作用而影响健康的人群。儿童、妇女、中年人、亚健康状态的人群和老年人均属于此类人群。对这些人群提供保健与护理是社区护理的重要任务之一。

项目一 社区儿童和青少年的保健与护理

案例导入

某社区护士对辖区内的一个产后家庭进行访视。该家庭的产妇王女士，25岁，7天前经剖宫产娩出一男婴，现母子已出院回家。由于产妇的丈夫郑先生（27岁）工作忙，所以主要由新生儿的奶奶（57岁）照顾产妇和新生儿。社区护士评估结果：产妇情绪不佳、睡眠不足、乳汁分泌不足，宫底高度脐下一横指，血性恶露；新生儿体重3200g，身长52cm，有生理性黄疸，现为部分母乳喂养。经询问得知：在新生儿喂养问题上，婆媳俩经常发生分歧，甚至出现过争吵。婆婆说："对孩子不能哭了喂，想吃就吃，应定时喂奶，这样孩子才能长得壮实。"

儿媳则认为应根据孩子的需要喂奶。另外，新生儿的奶奶说自己总是时冷时热，有时还心烦、心慌。

　　问题：1. 新生儿和产妇在健康保健方面存在哪些问题？

　　　　　2. 新生儿奶奶不适的感觉可能是由什么原因造成的？为什么？

　　　　　3. 社区护士应为他们提供哪些护理援助？

儿童和青少年是家庭的希望，是国家、民族和世界的未来，他们的健康状况决定未来的人口素质。社区儿童和青少年卫生保健是社区卫生服务人员针对儿童、青少年的生理、心理发育特点开展的整体、全面、连续的健康管理。儿童从新生儿、婴儿、幼儿、学龄前儿童发展到学龄儿童，形体上、生理上和心理上不断发生变化，是一生中发育最快的阶段，也是奠定身心健康的基础阶段。在青少年期，机体变化明显，既有量的改变，也有质的变化，学习任务重，思想变化大，感情脆弱，心理承受能力差，是个性形成的阶段。因此，社区预防保健工作非常重要，它可以有效保护和促进儿童、青少年身心健康成长，提高社区儿童、青少年的健康水平。

一、新生儿期保健与护理

新生儿期是指从胎儿娩出、脐带结扎到出生后满28天。胎龄满28周至出生后7天，称围生期（又称围产期）。此期的保健管理是通过社区卫生服务人员进入家庭，为新生儿及其家庭成员提供的家庭访视来实现。保健管理内容包括：对新生儿进行健康检查、评估与处置，对家长进行母乳喂养、新生儿日常生活照顾、常见疾病和意外伤害的预防等保健指导。

（一）新生儿期生长发育特征

新生儿期生长发育特征包括：①生理性体重下降；②新生儿黄疸；③脐带脱落；④呼吸频率与心率：新生儿安静时呼吸频率约40次/分，心率90～160次/分；⑤胸围小于头围1～2cm；⑥新生儿初期体温波动较大，容易受环境变化影响；⑦胃呈水平位，容易发生溢奶；⑧觅食、吸吮、握持、拥抱等反射。

（二）新生儿期常见健康问题

1. 脐部感染　脐带一般在出生后7～10天自然脱落。脐带脱落前如果不注意保持脐部的清洁和干燥，脐部周围皮肤红肿、有脓性分泌物，则提示脐部感染，应及时就诊。

2. 意外窒息　窒息是新生儿最常见的意外伤害，与溢乳、呕吐物吸入，以及包裹过紧、过厚、过严等有关。如果发现新生儿发生意外窒息，应迅速去除引起窒息的原因，保持呼吸道通畅。若婴儿心跳呼吸停止，立即做心肺复苏，同时送往医院抢救。

3. 新生儿肺炎　是新生儿期较常见的感染性疾病，也是新生儿死亡的主要原因之一。

新生儿肺炎可表现为发热、烦躁、气促、鼻翼扇动、发绀或三凹征等，因此，应指导家长识别新生儿肺炎的早期临床表现，以便尽早发现异常，及时就医。

（三）新生儿期保健与护理

新生儿期身体各器官的功能发育尚不成熟，生理调节能力和对外界变化的适应性差，抵抗感染能力弱，易发生窒息、感染等疾病，特别是生后第1周内的新生儿发病率和死亡率极高。故新生儿保健重点应在生后1周内。

1. 合理喂养 婴儿出生后2小时可按需喂养，鼓励和支持母乳喂养，教授哺乳的方法和技巧，并指导母亲观察乳汁分泌是否充足、新生儿吸吮是否有力。吸吮力弱者可将母乳挤出，用滴管哺喂，一次量不宜过大，以免吸入气管。食后取右侧卧位，床头略抬高，避免溢奶引起窒息。如确系无母乳或母乳不足者，则指导采取科学的人工喂养方法。出生1周的新生儿，每日需要热量60kcal/kg（250kJ/kg）；2～3周的新生儿每日需要热量100kcal/kg（418kJ/kg），人工喂养时，每日蛋白质3.5g/kg。

2. 保暖 新生儿居室应阳光充足，通风良好，足月儿最适宜室温为22～24℃，相对湿度为55%～65%。新生儿体温调节中枢功能不健全，体温调节能力差，体温随天气及室温变化，因此保暖很重要，要随时调节环境温度，增减衣被，防止体温过高或过低。

3. 日常护理 指导家长观察新生儿的精神状态、面色、呼吸、体温和大小便等情况，了解新生儿的生活方式。新生儿脐带未脱落前要注意保持清洁干燥。用柔软、浅色、吸水性强的棉布制作衣服、被褥和尿布，避免使用合成制品或羊毛织物，以防过敏。衣服式样应简单宽松，易于穿脱，不妨碍肢体活动；尿布以白色为宜，便于观察大小便的颜色；且应勤换勤洗，每日沐浴，保持臀部皮肤清洁干燥，以防臀部皮疹发生。

4. 预防疾病和意外 新生儿应有专用食具，用后要消毒。母亲在哺乳和护理前应洗手。凡患有皮肤病、呼吸道和消化道感染及其他传染病者，不能接触新生儿。按时接种卡介苗和乙肝疫苗。出生两周后应口服维生素D，预防佝偻病的发生。防止意外事件，如包被蒙头过严、哺乳姿势不当而堵塞新生儿口鼻等造成窒息。

5. 早期教养 新生儿的视、听、触觉已初步发展，在此基础上，可通过反复的视觉和听觉训练，建立各种条件反射，培养新生儿对周围环境的定向力及反应能力。家长在教养中起着重要作用，应鼓励家长拥抱和抚触新生儿，对新生儿说话和唱歌等，促进其神经心理发育，增进母子间感情交流，从而促进新生儿智力发育。

6. 坚持家庭访视 新生儿家庭访视时间包括出院回家后1～2天内的初访、生后5～7天的周访、半月访视、满月访视。了解喂养、护理情况，测量体重和做全面的体格检查。指导家长继续进行新生儿的生长发育监测和定期的体格检查。家庭访视能及时发现异常，从而降低新生儿疾病发生率或减轻疾病的严重程度。

知 识 链 接

婴儿抚触的益处

婴儿抚触即给婴儿进行全身按摩，可刺激婴儿的淋巴系统，增强抵抗力；增进婴儿睡眠，并改善睡眠质量；帮助平复婴儿情绪，减少哭闹；可以促进母婴之间的情感交流，促进乳汁分泌。另外，还可以通过抚触促进婴儿饮食吸收和激素的分泌，达到增加体重、缓解婴儿肠胀气、结实肌肉的目的。

7. 常见健康问题的预防与家庭护理

（1）脐部感染 沐浴后脐部处理不当、尿布使用不当等均可能导致新生儿发生脐部感染。出现脐部周围皮肤红肿、有脓性分泌物，则提示脐部感染，甚至发生败血症。社区护士应指导家长正确使用尿布，避免尿、粪污染脐部。每天用75%酒精由内向外消毒脐带残端及周围，保持脐部清洁干燥，发现脐部周围皮肤红肿或有分泌物，应及时就诊。

（2）意外窒息 窒息是新生儿最常见的意外伤害，与溢乳、呕吐物吸入，以及包裹过紧、过厚、过严等有关。因此，要指导新生儿母亲注意哺乳姿势，避免乳房堵住新生儿口鼻部；禁忌边睡边哺乳，提倡母婴分睡；喂奶后应将新生儿竖起，轻拍后背，待胃内气体排出后使新生儿取右侧卧位，以防发生溢奶引起窒息；不要捏鼻喂药；冬季外出时不要将新生儿包裹得过紧、过厚、过严。如果发现新生儿发生意外窒息，应迅速去除引起窒息的原因，保持呼吸道通畅。若婴儿心跳呼吸停止，立即做心肺复苏，同时送往医院抢救。

（3）新生儿肺炎 是新生儿死亡的主要原因之一。为预防新生儿肺炎，应指导家长保持室内空气新鲜，在沐浴及室温低时注意对新生儿进行保暖；家庭成员感冒时，应戴上口罩再接触新生儿；尽量减少探视，避免交叉感染。指导家长识别新生儿肺炎的早期临床表现，以便尽早发现异常，及时就医。

二、婴幼儿期保健与护理

婴儿期是指从出生后28天到1周岁，幼儿期是从1周岁到3周岁。此期的保健管理是在社区卫生服务中心或乡镇卫生院进行定期的保健服务。服务内容除按免疫规划进行预防接种外，应进行8次访视，分别在3、6、8、12、24、30、36月龄，必要时可增加访视次数。随访内容包括：询问婴幼儿喂养、患病等情况；进行体格检查，生长发育和心理行为发育的评估；进行母乳喂养、食物转换、意外伤害预防、常见疾病预防等健康指导。

（一）婴幼儿期生长发育特征

婴幼儿各年龄段生长发育特征见表6-1。社区护士应指导家长结合儿童各年龄段生长发育特征，观察其发育情况并及时给予相应的训练。

表 6-1 婴幼儿各年龄段生长发育特征

年龄		各年龄阶段生长发育特征
婴儿期	1～2个月	体格增长较快，尤其体重增长显著。第2个月可以注视物体，头可随水平方向移动的物体转动90°
	3～4个月	4个月时，体重可超过出生时的2倍。此期行为特征：①3个月时抬头较稳，4个月时很稳，旋转很自由。②喜欢看自己的手，头眼协调好，头可随物体转动180°。③握持反射消失，可玩手。3个月时能短时间握玩具，4个月时能短时间摇晃玩具或放到嘴边，常自吮手指。④能区分愉快和不愉快的气味。⑤头能转向声源，听悦耳声会出现微笑，能咿呀发音。⑥4～10个月乳牙开始萌发，2岁以内乳牙数目为月龄减4～6
	5～6个月	①能逐渐翻身，6个月时能双手撑住向前独坐。②能自己双手取物。6个月时可出现换手等探索性动作。③6个月时能听懂自己的名字
	7～8个月	①可用手支撑胸腹，使上身离开床面，有的可在原地转。8个月坐稳。②能自己接近感兴趣的东西，不断地用手玩东西。③喜欢鲜艳明亮的颜色。可以表现出"认生"，逐渐产生对母亲的依念。④目光可随上下移动的物体转动90°，可改变体位协调动作，能看到下落的物体。8个月开始出现深度感觉，能看到小物体
	9～12个月	接近1岁时，体重约为出生时的3倍、身高为出生时的1.5倍。1岁左右胸围约等于头围，1岁至青春前期胸围大于头围（约为头围＋年龄-1）。①9个月时可用双上肢向前爬，9～10个月可用拇食指拾物，11个月时可独立站片刻。②记忆、模仿和思维开始萌芽。有时可出现自我扮演，如"假装喝水"。③12个月能听懂简单的词，如"再见""没了"等
幼儿期	1～1.5岁	①前囟出生时1～2 cm，6月龄左右逐渐骨化变小，一般于1～1.5岁闭合，最迟2岁闭合。②15个月可独自走稳。③喜欢玩"藏猫猫"游戏。④很想用语言表达自己的需求，但常因词汇有限而出现乱语，能表示是否同意。⑤可寻找不同响声的声源
	1.5～2岁	生后2年体重增加2.5～3.5kg。此期如果还不能独立行走，要去医院进行神经发育系统检查。①可被扶着上下楼梯。②能区别各种形状，可叠2～3块积木，能用勺吃饭。③18个月能说出家庭成员的称谓。④能按简单的命令做事
	2岁	2岁至青春期体重年增长值约为2kg。①2～2.5岁乳牙出齐。②24个月时可跑步、双足并跳。30个月时会独足跳。手指灵巧性增加，可叠6～7块积木，会翻书。③能说有语法的句子，如"我的鞋"等。④不再"认生"
	3岁	①能独立骑童车、洗手等。②能使用剪刀、系纽扣等精细动作。③能指认物品名，并能说出由1～3个字组成的短句。④情绪开始逐渐趋向稳定，可与小朋友做游戏，表现出自尊心、同情心等

（二）婴幼儿期常见健康问题

1. 各系统感染和营养缺乏症　婴幼儿期身体各器官的功能发育尚不成熟，抵抗能力弱，易出现消化道和呼吸道感染，易患各种传染病。婴幼儿的消化吸收功能尚不完善，易发生消化功能紊乱或营养缺乏症。

2. 儿童自闭症　儿童自闭症是一种神经系统发育障碍引起的精神障碍性疾病。病因不明，多在3岁前起病，我国男女患病率比例为（6～9）:1。主要表现为对亲人不依赖、缺乏交流和目光对视、不喜欢拥抱、独自玩耍等交流障碍；语言发育明显落后或语言内容奇怪难以理解、模仿语言等语言障碍；转圈、嗅味、玩弄开关、来回奔走、特别依恋某种无生命东西等刻板行为。

3. 儿童多动症 又称注意力缺陷障碍，主要表现为注意力不集中或过于短暂，容易被周围无关紧要的事分散注意力、自控能力差、活动过多、情绪不稳，继发学习困难等。其发病与遗传、轻度脑损伤、工业污染、铅中毒、高糖食物及环境教育等因素有关。

4. 维生素 D 缺乏性佝偻病 是由于体内维生素 D 不足引起钙磷代谢失调的一种慢性营养性疾病，婴儿是高危人群。佝偻病的发生与钙缺乏及日照时间少密切相关。佝偻病不仅影响神经、肌肉、造血及免疫器官的功能，而且使机体抵抗力下降，容易诱发多种感染性疾病。

（三）婴幼儿期保健与护理

婴幼儿期儿童生长发育迅速，对营养需求高，但由于消化系统未发育完善，加之从母体获得的免疫力逐渐消失，自身免疫力低下，因此容易发生消化不良、营养紊乱及感染性疾病。另外，此期儿童语言和动作能力明显提高，但缺乏保护意识，容易发生意外事故。

1. 合理喂养 正常小儿需要在基础代谢、食物特殊动力作用、活动、生长、排泄5个方面获得能量的供给，特别是生长发育的需要。4个月以内的婴儿提倡纯母乳喂养，4个月以上婴儿要遵循辅食添加的原则，如由少到多、由稀到稠、由细到粗、由一种到多种、由流食到半流食到软食。断奶应采用渐进的方式，月龄10～12个月，以春秋季节较为适宜。自添加辅食起，应训练用勺进食；7～8个月后学习用杯喝奶和水；9～10个月的婴儿开始有主动进食的要求，可训练其自己抓取食物的能力。18个月左右的小儿可出现生理性厌食，表现出对食物缺乏兴趣和偏食。此时，就餐前15分钟应作好幼儿心理和生理上的就餐准备，不要惩罚儿童，以免影响食欲。在2～2.5岁以前，乳牙未出齐，咀嚼和胃肠消化能力较弱，食物制作要细、烂、软，且经常变换口味，鼓励幼儿自己进食以增进食欲。

2. 日常护理

（1）皮肤清洁 如洗脸、洗脚和臀部，勤换衣裤，保护会阴皮肤清洁。

（2）衣着 婴幼儿衣着应宽松、保暖、轻便易于活动，穿脱简便。

（3）睡眠 充足的睡眠是保证婴幼儿健康的先决条件之一。居室光线应柔和，睡前避免过度兴奋。

（4）口腔保健 4～10个月乳牙开始萌出，指导家长用软布帮助婴儿清洁齿龈和萌出的乳牙，并给较大婴儿一些较硬的饼干、烤面包片等食物咀嚼，以使其感到舒适为宜。3岁后，幼儿应能在父母的指导下自己刷牙，早晚各一次，并做到饭后漱口。定期进行口腔检查。

3. 体格锻炼 婴幼儿要多做户外活动，进行空气、日光、水"三浴"锻炼，以增强体质，提高对外界环境的适应能力和抗病能力。

4. 早期教育　婴幼儿期早期教育以感知、语言、动作训练为主，同时注意动作的发展及与周围人相互关系的培养等。要培养其良好的生活习惯，发展婴幼儿的独立性和自主性。对孩子进行视、听、语言能力的训练，使婴幼儿多接触各种事物启发婴儿语言表达的需要，促进感知觉发展，培养其观察力。另外，动作是心理的外部表现，动作的发展促进儿童心理发展。从婴儿期添加辅食时起，即可训练用勺进食，促进眼、手协调动作发展。指导家长按各月龄生长发育的特征并结合婴儿的实际能力适时训练其动作。通过拾豆、撕纸、画画等游戏活动发展精细动作。鼓励孩子在游戏中主动与他人接触，并建立友好的情感，培养良好的情绪和行为。同时应耐心限制其危险行为，注意培养集体观念、道德观念，以提高其环境适应能力。

5. 常见健康问题的预防与家庭护理　婴幼儿腹泻、小儿肺炎、营养性缺铁性贫血和维生素 D 缺乏性佝偻病、儿童自闭症、儿童多动症等是儿童期常见的疾病。此外，在儿童心理发展过程中出现的社会心理问题日渐增多，严重影响儿童的健康和正常生长发育。

（1）维生素 D 缺乏性佝偻病　是由于体内维生素 D 不足引起的一种慢性营养性疾病，预防措施：①婴幼儿适当进行户外活动，接受日光照射，每天 1～2 小时；②维生素 D 补充：婴儿（尤其是纯母乳喂养儿）生后 4 天开始补充维生素 D，每天 400IU；③高危人群补充：早产儿、双胎儿生后即应补充维生素 D，每天 800IU，3 个月后改为每天 400IU。

（2）儿童自闭症　也称儿童孤独症，是神经系统发育障碍引起的精神障碍性疾病，多在 3 岁前发病。社区护士应对适龄儿童的家长进行自闭症相关知识的宣教，做到早发现、早就医、早确诊、早治疗。目前自闭症无特效药物治疗，多采用以教育和训练为主、药物治疗为辅的方法。应指导家长在生活中多与儿童沟通，多创造与儿童交流的机会，强化语言训练和良好行为的训练，帮助其克服异常行为。使患儿在集体生活中成长，在与正常儿童交往中接受帮助，使其精神活动得到发展，获得社会交往的能力。

（3）儿童多动症　社区护士指导家长平时要注意保护儿童的注意力，不要粗暴干涉、训斥；要注意自己的言行，耐心解释儿童提出的问题。常与儿童谈心，建立儿童的自信心。指导家长在生活中识别儿童的异常行为，以利于早期就医。

6. 常见意外事故院前急救与预防　由于婴幼儿运动能力逐渐增强，常用触觉和味觉探索周围环境，因此易发生气管异物、灼烫伤、中毒及溺水等意外事故。

（1）气管异物　常由于儿童在进食或口含小玩具时哭笑而深吸气将异物吸入气管引起，强迫喂药时也可发生。异物进入气管后引起呛咳、间歇性青紫和窒息，进而使异物逐步进入支气管，严重者窒息死亡。当发现气管异物时，如儿童可以呼吸，家长应保持镇静，鼓励其用力咳嗽以争取将异物咳出；对未咳出异物者应立即送往医院急救处理。在向当地紧急医疗服务机构求助的同时，或在送往医院的途中，对呼吸困难患儿应立即进行救护，通常采用"海姆立克"急救法。

（2）灼烫伤　灼烫伤指因接触热油、热水、热汤和热蒸汽等高温物质、腐蚀性化学物质或放射线引起的皮肤和组织损伤。若为热液烫伤，应立即脱去被热液浸湿的衣物，然后将受伤部位浸入冷清水中降温，如衣物与皮肤粘在一起，切勿撕拉，只需将未粘连的衣物剪去，不能将水泡刺破，保护好创面，及早送医院治疗。若为强酸或强碱灼伤，应马上用大量冷清水冲洗至少 20 分钟。如果是生石灰烧伤皮肤，切忌用水清洗，应先用手绢、毛巾揩净皮肤上的生石灰颗粒，再用大量清水冲洗，然后用清洁布包好以保护创面，急送医院救治。

（3）其他意外伤害　为预防跌倒、中毒、溺水等意外伤害的发生，指导家长不应将婴幼儿单独留在较高的位置上；将易吞下的东西、有毒物品等危险物品放在婴幼儿触及不到的地方；注意使用有盖电源；经常检查玩具的安全性；不能将婴幼儿单独留在浴盆、水池及湖泊附近，以保障其安全。

三、学龄前期保健与护理

学龄前期是指从 3 周岁至 7 周岁。社区卫生机构除继续按免疫规划进行预防接种外，应为此期儿童每年提供一次健康管理服务。服务内容包括：询问学龄前期儿童的膳食、患病等情况；进行体格检查、生长发育和心理行为发育评估；血常规检查和视力评估；进行健康指导。

（一）学龄前期生长发育特征

身高每年增长 6 ~ 7cm，体重增长均值 2kg。此期儿童语言发育已经基本形成，能讲述简单的故事，4 岁时听觉发育完善，开始有初步的抽象思维，想象力萌芽，记忆力好，好发问，对周围的人和环境反应能力更趋于完善。

（二）学龄前期常见健康问题

1. **龋齿**　龋齿是儿童常见的疾病之一，龋齿率随年龄的增长而上升，6 ~ 7 岁时达到高峰。龋齿的发生与地区社会经济状况、生活习惯、饮食结构等密切相关。据 2015 年第四次全国口腔健康流行病学调查，我国 12 岁儿童龋齿患病率为 34.5%，5 岁儿童龋齿发病率达 70.9%。

2. **弱视**　弱视是儿童常见眼病之一，指眼球无器质性病变而矫正视力不能达到正常者。儿童弱视是遗传和环境因素共同作用的结果，是视觉发育中的常见问题。我国儿童弱视患病率为 3% ~ 4%。6 岁前是治疗弱视的最好时机，如果错过治疗时机，将造成眼睛的终生残疾。

3. **小儿肥胖症**　小儿肥胖症是指体重超出同性别、同身高参照人群均值的 20%。近年来，小儿单纯性肥胖的发生率在我国呈明显上升趋势。肥胖不仅影响儿童健康，其中10% ~ 30% 还可发展为成年肥胖症，继而引起高血压、冠心病、糖尿病等疾病。小儿单纯性肥胖的常见原因：①摄入过多，尤其是高脂肪、高热量食物摄入过多；②活动过少，有研究表明看电视和玩电子游戏与儿童肥胖的发生有很强的相关性；③出生时体重超重；④儿童不良情绪。

知 识 链 接

如何判断肥胖

一般认为，超过按身长所测标准体重的20%即可诊断为肥胖。超过均值20%～29%为轻度肥胖，超过均值30%～49%为中度肥胖，超过均值50%重度肥胖。体重指数（BMI）法，即体重（公斤）/身高（米）^{2}。WHO标准BMI≥30为肥胖，我国标准BMI≥28为肥胖。

（三）学龄前期保健与护理

学龄前期儿童智力发展快，活动范围扩大，自理能力和机体抵抗力增强，是性格形成的关键时期。此期虽然机体抵抗力逐渐增强，免疫系统发育很快，但尚不成熟，加之学龄前期儿童大部分进入托幼机构开始集体生活，传染病、食物中毒、意外伤害等发生率较散居儿童高。此期儿童的保健指导主要是配合托幼机构保健医生共同完成。

1. 合理营养　学龄前期儿童的膳食结构接近成人，随着年龄增长，体表面积逐渐减少，产能的营养素降低，需提供优质蛋白和必需氨基酸，保证身体正常发育。每天应摄入牛奶200～400mL，以保证优质蛋白的摄入。膳食安排力求多样化、粗细交替，以提供儿童生长发育所需的平衡营养。

2. 日常护理

（1）鼓励自理　学龄前期儿童已有部分自理能力，如进食、洗脸、刷牙、穿衣、如厕等，但其动作缓慢、不协调，常需他人帮助，可能要花费成人更多的时间和精力，此时仍应鼓励儿童自理，不能包办。

（2）睡眠　因学龄前期儿童想象力极其丰富，可导致儿童怕黑、做噩梦等，儿童不敢一个人在卧室睡觉，常需要成人的陪伴。

3. 早期教育

（1）品德教育　培养儿童关心集体、遵守纪律、团结协作、热爱劳动等好品质。安排儿童学习手工制作、唱歌和跳舞、参观博物馆等活动，培养他们多方面的兴趣和想象力，陶冶性情。在日常生活中锻炼他们的毅力和独立生活能力，培养自尊、自强、自信的品格。

（2）智力发展　学龄前期儿童绘画、搭积木、剪贴和做模型的复杂性和技巧性明显增加。成人应有意识地引导儿童进行较复杂的智力游戏，增强其思维能力和动手能力。

4. 常见健康问题的预防与家庭护理

（1）龋齿　预防龋齿主要有4点：必须养成良好的口腔卫生习惯；控制食物中的糖；氟化物防龋，即用氟水漱口或含氟牙膏刷牙；鼓励母乳喂养，饮食营养要均衡，特别注意含钙丰富食物的摄入及维生素D的补充。另外，学龄前儿童应每年进行1～2次的牙齿检查，以便早期发现龋齿，早期治疗。

（2）弱视　由于6岁前是治疗弱视的最好时机，因此儿童应每半年进行1次视力检查，以便及时发现视力问题，及时矫正。另外，从新生儿时期，家长就应注意儿童床周围放置的玩具及光源等要定期变换位置，教育儿童在读书、写字、看电视时要注意用眼卫生，预防弱视的发生。

（3）小儿肥胖症　指导家长培养儿童从小养成良好的饮食习惯，避免摄入过多油炸类和淀粉类食物及饮料等，合理安排看电视、玩电脑的时间；坚持对婴幼儿生长发育进行监测，以利于早期发现体重增长过快的趋势，及时采取干预措施。

5. 常见意外事故院前急救与预防

学龄前期儿童活动范围逐渐扩大并有喜欢模仿成人活动的特点。因此，对于此期儿童在预防婴幼儿期常见意外事故的基础上，还应注意对他们进行交通安全知识的教育，预防交通事故的发生。另外，由于此期儿童有一定的独自活动能力，加之城市中宠物增多等原因，儿童被宠物、毒虫咬伤事件逐年增多。

（1）毒虫咬伤　应仔细检查被咬伤部位有无毒刺并予以拔除或刮除，并注意观察儿童的生命体征。如果被蜜蜂、毒蝎蜇伤或蜈蚣咬伤也可用弱碱性溶液如肥皂水清洗伤口；被黄蜂蜇伤可用弱酸性溶液如食醋清洗伤口。剧痛者可予以冰块冷敷或激素软膏外涂。抬高患肢，以减少肿胀和疼痛。对有过敏反应者可口服抗组胺药。注意观察伤口及全身反应，如局部疼痛加剧、继发感染或出现呼吸困难、哮喘、荨麻疹等应立即就医。

（2）犬咬伤　被咬伤后应立即用大量清水、肥皂水反复冲洗伤口，然后去医院注射狂犬疫苗。回家后至少观察7周，如出现发热、头痛、恶心、呕吐、吞咽困难，对声、光、风、水有恐惧感应立即就诊。

四、青少年期保健与护理

青少年期又称青春期，是指12～18周岁，是由儿童发育到成人的过渡阶段，是生长发育的突增期，其生理、心理上发生巨大变化。此期的主要保健任务是协助学校进行体格检查、健康指导等。

（一）青少年期常见健康问题

1. 近视

近视的发生和发展不仅与遗传因素有关，还与环境因素和青少年的用眼卫生密切相关。

知 识 链 接

近视的临床表现

1. 视力减退：近视眼最主要的症状是远视力降低。轻度和中度近视眼远视力不好，而近视力正常，但高度近视眼则远近视力都不好。

2. 视疲劳：近视眼患者喜欢眯眼视物，制造细小缝隙以减小视网膜像的模糊程度，但眼内、外肌肉过度紧张可产生疲劳。

3. 可能产生斜视及弱视：近视眼平时少用或不用调节，因此集合功能也较差，这是有些外斜视形成的原因之一。轻度和中度近视眼近视力好，不会引起弱视，但高度近视眼和近视性屈光参差者近视度较高的那只眼可能形成弱视。

视力降低，轻度近视眼为远视力低而近视力正常；高度近视眼则远近视力均不正常。裸眼视力小于 1.0，近视力（33cm 处）≥ 1.0 可诊断为近视。

2. 手淫　手淫是指用手摩擦自己的外生殖器，满足性快感的一种自慰行为。在青少年期因生殖器官和性腺发育，性意识全面苏醒，性冲动强度增强。此时为满足生理需要，易发生手淫。男女青少年均可发生手淫，以男性多见。适度的手淫对身体健康无害。少数青少年若形成一种无法自我控制的过度手淫习惯可引起神经疲劳，使日常工作和学习受到影响，必须及时矫治，以免导致心理异常和性功能障碍。

3. 青春期焦虑症　青春期是焦虑症的易发期，这个时期个体发育加快，身心变化处于一个转折点。随着青少年第二性征的出现，个体对自己在体态、生理和心理等方面的变化，会产生一种神秘感。往往由于好奇和不理解会出现恐惧、紧张、羞涩、孤独、自卑和烦恼，还可能伴发头晕头痛、失眠多梦、眩晕乏力、口干厌食、神经过敏、情绪不稳、体重下降和焦虑不安等症状。

（二）青少年期保健

青少年期是由儿童过渡到成年的时期，是儿童生长发育的最后阶段，是一生中决定体格、体质、心理、智力发育和发展的关键时期。此期保健重点是保证充足的营养；加强青春期生理和心理卫生教育，形成健康的生活方式；培养良好的品德。

1. 供给充足营养　生长发育的第二个高峰期，体格生长迅速，男孩平均每年增长 9 ～ 10cm，女孩增长 8 ～ 9cm。脑力劳动和体力运动消耗大，必须增加热能、蛋白质、维生素及矿物质等营养素的摄入。

2. 健康教育　良好的个人卫生、充足的睡眠、适当的体格锻炼对促进青少年的健康成长十分重要。

（1）培养青少年良好的卫生习惯　重点加强少女的经期卫生指导，如保持生活规律，避免受凉、剧烈运动及重体力劳动，注意会阴部卫生，避免坐浴等。

（2）保证充足睡眠　青少年需要充足的睡眠和休息以满足此期迅速生长的需求，应养成早睡早起的睡眠习惯。家长和其他成人应起到榜样和监督作用。

（3）用眼卫生与习惯　读书写字要求孩子保持与书本的距离达30cm以上，并保证良好的光线，避免不良用眼习惯，并教会儿童简单有效的视力保健法，定期进行视力检查，以利于尽早发现弱视、近视、斜视等，并及时就医。

（4）养成健康的生活方式　在社会不良因素的影响下，青少年会染上吸烟、饮酒等不良习惯，甚至有的青少年染上酗酒、吸毒及滥用药物的恶习，应加强正面教育，利用多种方法大力宣传吸烟、酗酒、吸毒及滥用药物的危害作用，帮助青少年养成健康的生活方式。

（5）进行正确性教育　性教育是青春期健康教育的一个重要内容，家长、学校和保健人员可通过交谈、宣传手册、上卫生课等方式对青少年进行性教育。提倡正常的男女学生之间的交往，劝导学生不谈恋爱，并自觉抵制黄色书刊、录像等的不良影响。

3. 法制与品德教育　青少年生理和心理发育特点使其易受外界不健康因素的影响，易做出一些缺乏理智的事。因此，有必要增加青少年的法律知识，增强其法律意识，使其认识到遵纪守法的重要性。同时，培养其助人为乐、积极向上的品德，自觉抵制腐化堕落的思想。

4. 防治常见的心理行为问题　此期最常见的心理行为问题为多种原因引起的出走、自杀及对自我形象不满而出现的心理问题。家庭和社会应给予重视，并采取积极的措施解决此类问题。

5. 常见健康问题的预防与家庭护理

（1）近视　青少年应每半年进行1次视力检查，以便尽早发现视力异常，及时矫正。学校及社区应采取多种形式对儿童及其父母进行保护视力、预防近视的保健指导，提高他们对保护视力重要意义的认识，培养青少年良好的读写习惯，在提高自我保健意识的基础上注意用眼卫生。

（2）手淫　使青少年认识到适度手淫不是可耻行为，同时也应懂得过度手淫的危害，鼓励他们把精力放在学习上，多参加课外活动，尽量缩短在床上入睡的时间。避免阅读和观看黄色书刊和影视。注意内裤不要过紧，睡眠时尽量采取侧卧位，保持外生殖器清洁，防止因局部炎症刺激诱发性冲动。

五、预防接种

（一）预防接种的相关概念

1. 预防接种　是指有针对性地将生物制品接种到人体内，使人体对某种传染病产生免疫能力，从而预防该传染病。

2. 国家免疫规划　是按照国家或者省市确定的疫苗品种、免疫程序或接种方案，在人群中有计划地进行预防接种和控制传染病的发生和流行。

3. 冷链　指为了保证疫苗质量，从疫苗生产企业到接种单位的转运过程中所装备的储存、运输冷藏设施及设备。

（二）免疫程序

国家免疫规划确定的疫苗免疫程序见表6-2。

表6-2　国家免疫规划确定的疫苗免疫程序

疫苗	接种对象 月（年）龄	接种 剂次	接种部位	接种剂量 / 剂次	备注
乙肝疫苗	0、1、6月龄	3	上臂三角肌，肌内注射	5μg/ 0.5mL	出生后24小时内接种第1剂次，第1、2剂次间隔≥28天
卡介苗	出生时	1	上臂三角肌中部略下处，皮内注射	0.1mL	
脊髓灰质炎疫苗	2、3、4月龄，4周岁	4	口服	1粒	第1、2剂次，第2、3剂次间隔均≥28天
百白破疫苗	3、4、5月龄，18～24月龄	4	上臂外侧三角肌，肌内注射	0.5mL	第1、2剂次，第2、3剂次间隔均≥28天
白破疫苗	6周岁	1	上臂三角肌，肌内注射	0.5mL	
麻风疫苗（麻疹疫苗）	8月龄	1	上臂外侧三角肌下缘，皮下注射	0.5mL	
麻腮风疫苗	18～24月龄	1	上臂外侧三角肌下缘，皮下注射	0.5mL	
乙脑（减毒）疫苗	8月龄，2周岁	2	上臂外侧三角肌下缘，皮下注射	0.5mL	
流脑A疫苗	6～18月龄	2	上臂外侧三角肌下缘，皮下注射	30μg/ 0.5mL	第1、2剂次间隔3个月
流脑A+C疫苗	3周岁，6周岁	2	上臂外侧三角肌下缘，皮下注射	100μg/ 0.5mL	2剂次间隔≥3年；第1剂次与A群流脑疫苗第2剂次间隔≥12个月
甲肝（减毒疫苗）	18月龄	1	上臂外侧三角肌下缘，皮下注射	1mL	
乙脑灭活疫苗	8月龄（2剂次），2周岁，6周岁	4	上臂外侧三角肌下缘，皮下注射	0.5mL	第1、2剂次间隔7～10天
甲肝灭活疫苗	18月龄，24～30月龄	2	上臂三角肌，肌内注射	0.5mL	2剂次间隔≥6个月

（三）预防接种的反应和护理措施

1. 一般反应

（1）局部反应　在接种后数小时至 24 小时左右，局部出现红肿、疼痛，或伴局部淋巴结肿大，淋巴结炎、疼痛。局部反应一般在 24 ～ 48 小时逐步消退。处理：轻度局部反应一般不用处理，较重的局部反应可用干净毛巾热敷，每日数次，每次 15 ～ 20 分钟。卡介苗局部反应不能热敷。

（2）全身反应　在接种灭活疫苗后 5 ～ 6 小时或 24 小时内，减毒活疫苗可在注射后 6 ～ 10 天出现低度发热，可伴有头痛、眩晕、恶寒、乏力和周身不适，以及恶心、呕吐、腹泻等胃肠道症状。处理：轻度反应加强观察，一般不需要处理，必要时适当休息，多喝开水，注意保暖，防止继发其他疾病。高热不退或伴有其他并发症者，密切观察，必要时送医院观察治疗。

2. 过敏性休克
一般在接种后数分钟至 1 小时内发病。接种者可出现胸闷、气急、面色潮红、皮肤发痒，全身出现皮疹，重者由于喉头水肿、支气管痉挛而导致呼吸困难、缺氧、紫绀，面色苍白、四肢冰冷，脉搏细而弱，血压下降，呈昏迷状，如不及时抢救有生命危险。此时应立即使患者平卧，头部放低，保持安静，注意保暖，立即皮下注射 1 ∶ 1000 肾上腺素，并给予吸氧、保暖和其他抗过敏性休克的抢救措施。病情稍好转应立即转院以便进一步处理，或至少留观 12 小时，以防出现晚期过敏反应。

项目二　社区妇女的保健与护理

📚 案例导入

社区产妇赵女士，29 岁，产后出院 3 天，社区护士进行首次家庭访视，对产妇进行评估、检查，发现产妇发热，体温 38.3℃，右侧乳房皮肤发红，有触痛，肿块明显。产妇表现紧张，情绪焦虑，担心无法泌乳而影响喂养新生儿。

问题：1. 根据症状、体征，该产妇最可能发生的健康问题是什么？

2. 产生这种健康问题的原因是什么？社区护士应提供哪些指导与护理措施？

社区妇女保健是以维护和促进妇女健康为目的，以预防为主，以保健为中心，以基层为重点，以社区妇女为对象，防治结合，开展以生殖健康为核心的保健工作。社区妇女保健工作是社区卫生服务的重要组成部分。社区护士要有组织地定期进行妇女常见病、多发病的普查、普治，降低孕产妇死亡率和围生儿死亡率，减少患病率，控制妇女一生不同时期疾病的发生，控制性传播疾病的感染，从而提高妇女健康水平。

一、社区妇女保健工作内容

社区妇女保健工作内容包括：①妇女各期的保健；②实行孕产妇系统管理，提高围生期保健质量；③计划生育指导；④常见妇女病及恶性肿瘤的普查、普治；⑤贯彻落实妇女劳动保健制度。

二、妇女各期的保健与护理

（一）围婚期保健与护理

围婚期是指从确定婚配对象到婚后受孕为止的一段时期，包括婚前、新婚及孕前三个阶段。围婚期保健是围绕结婚前后为保障婚配双方及其子代健康所进行的一系列保健服务措施。此期的预防保健工作重点为优生优育和计划生育，目的是促进母婴健康和提高人口质量。

1. 配偶选择　优生始于择偶，择偶不仅要有感情基础，还要有科学的态度，要考虑遗传、健康及其他因素的影响，要相互了解健康状况，避免近亲结婚。有遗传性精神病、家族或近亲中有严重的遗传病或携带遗传致病基因者应根据情况决定结婚和生育情况，患急性肝炎、肾炎、性病、活动性肺结核、心脏病者在治愈前不宜结婚和生育。

2. 适宜的婚育年龄　生理研究表明，女性生殖器官一般在20岁以后才发育成熟，骨骼的发育成熟要到23岁左右。从医学角度看，女性生育年龄在21～29岁为佳，男性生育年龄在23～30岁为好。

3. 婚前检查和教育　通过婚前全身或专项检查，确定有无影响结婚和生育的疾病，向婚检者提出结婚、生育应注意的医学建议，防止遗传性疾病在后代中延续，提高人口素质；介绍生殖系统解剖及性生理知识，指导性生理卫生及新婚避孕的方法。

4. 适宜的受孕时机　指导已婚女性选择适宜的受孕时机，要充分考虑身体及经济状况，注意受孕前工作或生活环境，避免有毒有害物质的接触；服用避孕药者，应先停服药物，改用工具避孕半年后再受孕；选择适宜的受孕季节，最好在气候适宜、水果蔬菜供应充足时受孕，为胎儿的发育提供有利条件。冬末春初是风疹、流感、腮腺炎等多种病毒感染性疾病的好发季节，孕妇一旦感染很容易造成胎儿畸形，一般不宜选择此期受孕。

知 识 链 接

最佳受孕季节

受孕的最佳季节是夏末秋初即5～7月份。一方面，对于孕妇来讲，此时期是蔬菜、瓜果的收获季节，供应充足，有利于胎儿组织器官的发育。另一方面，在第二年的 4～6 月生育，正值春末夏初，天气逐渐转暖，有利于产妇顺利度过产褥期，早期康复。

5.计划生育 计划生育是指用科学的方法，有计划地生育子女，目的是有效控制人口增长，提高人口素质。应根据国家政策和自身生育情况，采取适当的计划生育措施。

（二）围生期保健与护理

围生期是指妇女分娩前、分娩时及分娩后的一段时期。我国的围生期时间为妊娠满 28 周至产后 1 周。围生期保健是指从妊娠前开始历经妊娠期、分娩期、产褥期、哺乳期、新生儿期，持续为孕产妇和胎婴儿提供高质量、全方位的健康保健措施，努力提高产科工作质量，降低围生儿及孕产妇死亡率。

1.孕前期保健 指导夫妻双方选择最佳的受孕时期，如适宜年龄、最佳的身体心理状态、良好的社会环境等，孕前 3 个月补充叶酸，戒烟酒，避免接触猫狗等宠物，避免接触有害物质和放射线，养成健康的生活方式，减少高危妊娠和高危儿的发生，确保优生优育。

2.孕期保健指导 孕期又称妊娠期，是指受精卵形成到胎儿及其附属物自母体排出的一段时间。根据不同时期的特点，孕期分为 3 个时期：孕早期是指从受精卵形成到 12 周末，孕中期是指从 13 周到 27 周末，孕晚期是指从 28 周到胎儿娩出。

孕期应建立孕妇保健手册，定时进行孕期检查。包括初查和复查。①初查：在怀孕第 12 周前进行。②复查：在怀孕第 12 周后每 4 周 1 次，28 周后每 2 周 1 次，36 周后每 1 周 1 次。如发现异常情况或高危妊娠者检查次数视病情而定。通过产前检查，可了解妊娠发展及胎儿发育情况，并决定分娩方式。检查内容包括：生命体征、体重、骨盆情况、宫颈等软产道的条件，测量宫底高度及腹围，检查胎位，听胎心音。对高危妊娠应采取积极的计划分娩方案，帮助孕妇安全分娩。

（1）孕早期保健指导 此期是胚胎、胎儿分化发育的关键时期，易受外界因素及孕妇疾病的影响，导致胎儿畸形或发生流产。

1）休息与睡眠。起居规律，睡眠充足，避免过度劳累。

2）饮食与营养。保证一定热量、蛋白质的摄入，多吃新鲜蔬菜水果，避免油腻食物。

3）避免接触有害物质。应戒烟、戒酒、戒毒，避免接触放射线、铅、汞、苯等，避免密切接触宠物，预防疾病，慎用药物。

4）运动指导。保持适量运动，即一次活动不超过 20 分钟，脉搏、呼吸加快，但休息 15 分钟后恢复者为适量。运动时不能空腹、多饮水，如有不适及时停止。

5）检查指导。早期、定期进行产前检查，及时建立孕期保健手册，进行高危妊娠初筛并及时治疗各种内科合并症。口服叶酸 0.4～0.8mg/d 至孕 3 个月。

6）心理指导。保持心情舒畅，如有心理不适及时咨询与就诊。

7）常见健康问题的处理与指导。①恶心呕吐：大多数孕妇在妊娠6周左右出现早孕反应，12周左右消失。此期间应避免空腹，清晨起床后先吃几块饼干或面包；每天进食5～6餐，少量多餐，两餐之间进流质饮食；食物清淡，避免油炸、刺激、不易消化食物；给予精神鼓励与支持，以减轻心理困惑和忧虑。②尿频：由于增大的子宫压迫膀胱所致。12周左右，增大的子宫进入腹腔，症状自然消失。

（2）孕中期保健指导　此期是胎儿生长发育较快的时期。

1）营养指导。饮食宜新鲜、多样化。多食新鲜蔬菜、水果、肉、鱼、海鲜等。少食用腌腊食品、罐头食品等。

2）运动指导。每天坚持做孕妇体操，活动关节、锻炼肌肉。做操最好安排在早晨和傍晚。做操前应排尿排便，一般不宜进食，锻炼结束后30分钟再进食。有先兆流产、早产、多胎、羊水过多、前置胎盘、严重内科合并症者不宜做孕妇体操。

3）检查指导。进行胎儿超声检查、妊娠糖尿病筛查、出生缺陷筛查。对异常情况和疑有畸形或遗传病及高龄孕妇的胎儿需进一步做产前诊断和治疗。

4）胎儿生长发育监测。测量宫底高度和腹围、胎心率。从耻骨联合到子宫底高度测量是反映胎儿生长发育较敏感的指标。孕22～24周，宫底高度平均每周增加1cm，34周后增加速度转慢，子宫底高度在30cm以上标示胎儿已成熟。胎心率正常值为110～160次/分。

5）胎动出现时间。初产妇通常在孕20周、经产妇在孕18周左右感觉胎动，但首次感觉到胎动的时间因人而异。

6）常见健康问题的处理与保健指导。①便秘：孕激素水平升高，导致胃肠道蠕动减慢，发生便秘。指导孕妇多食纤维素高的食物，如小麦等，多吃水果、蔬菜，多饮水。未经医生许可，不能随便使用大便软化剂或轻泻剂。②静脉曲张：指导孕妇避免长时间站立或行走，并注意抬高下肢，促进下肢血液回流；会阴部静脉曲张者，臀部垫枕，抬高髋部休息。③腰背痛：大部分孕妇在第5～7个月时出现腰背痛。应指导孕妇在日常工作中注意保持良好的姿势，避免过度疲倦；穿平跟鞋；在俯视或抬举物品时，保持上身直立，弯曲膝盖，以保持脊柱的平直。疼痛严重者，卧床休息。④下肢肌肉痉挛：在饮食中增加钙的摄入，必要时按医嘱补钙。预防及减轻症状的方法：避免穿高跟鞋，以减少腿部肌肉的紧张度；避免腿部疲劳、受凉；下肢肌肉痉挛时，应背屈肢体或站立前倾以伸展痉挛的肌肉，或局部热敷按摩。

（3）孕晚期保健指导　孕晚期是胎儿生长发育最快的时期。

1）营养指导。确保热量、蛋白质、维生素、微量元素、矿物质等各方面均衡增加。监测孕妇血红蛋白是否正常，体重是否每周增加0.5kg左右。

2）胎儿生长发育监测。孕28周后，胎儿平均每4周增加700g，身长平均每4周增加5cm。若间隔2周、连续2次，宫高和腹围无明显增长，应警惕胎儿生长发育受限。若增长过快，应考虑羊水过多和巨大儿的可能，需进一步检查。

3）胎动监测。嘱孕妇每日早、中、晚各数胎动1小时，将3个小时的胎动计数相加再乘以4，以此作为12小时的胎动数。如果12小时胎动计数≥30次，为正常；12小时胎动计数≤10，提示胎儿宫内缺氧。

4）心理指导。孕晚期孕妇易出现情绪不稳定，精神压抑。对即将面临的分娩感到内心恐惧；担心母子是否平安、有无出生缺陷；担心产后工作及家人照顾。社区护士应鼓励孕妇表达内心感受，有针对性地进行心理护理。

5）母乳喂养准备指导。通过宣传教育使孕妇及家属充分理解母乳喂养的好处、喂养方法等，树立其母乳喂养的信心。同时做好乳房准备。若有平坦、凹陷，应进行乳头牵拉与伸展练习，但有早产危险者禁用。用温开水擦洗乳头乳晕，按摩乳房，促进乳房血液循环。穿柔软的棉布乳罩将乳房托起，不要束胸，以减少衣服对乳房的摩擦。

6）先兆临产的识别。在分娩开始前，常出现假临产、胎儿下降感、见红。假临产的特点是宫缩持续时间短、不规律，宫缩强度不强，常在夜间出现、清晨消失。随着胎先露下降入盆，宫底随之下降，多数孕妇感觉上腹部变得舒适，呼吸轻快，常有尿频症状。见红是在分娩开始前24～48小时内，阴道排出少量血液。

3. 产褥期保健 从胎盘娩出至产妇全身各器官（除乳腺外）恢复或接近正常未孕状态所需的一段时期，称产褥期，一般规定为6周。产褥期保健的目的是预防产后出血、感染等并发症的发生，促进产妇产后生理功能的恢复。社区保健人员要做好产后家庭访视，帮助产妇解决产褥期健康问题。产后访视开始于产妇出院后3天内、产后14天和28天，共3次，产后42天应去医院做产后健康检查。产褥期保健措施有以下几方面。

（1）卫生指导 产褥早期，产妇皮肤排泄功能旺盛，出汗较多，以夜间睡眠和初醒时为明显。产妇应在安静、舒适、冷暖适宜、空气清新的环境中休息。在炎热夏季，室内要注意通风，避免中暑；注意个人卫生，保持外阴清洁，预防感染。

（2）饮食营养 协助产妇制订适当和均衡的饮食计划，保证足够的热量，促进康复，哺乳产妇应进食富含蛋白质、易于消化、营养丰富、多汤汁食物，促进乳汁分泌。产妇应根据身体状况，尽早下床，产后24小时即可下床活动，活动量由小到大、由弱到强。1周后可开始做健身保健操，促进腹壁及盆底肌肉张力的恢复，恢复正常排尿、排便，预防静脉栓塞的发生。

（3）心理疏导 产妇在分娩后如遇家庭不和睦、环境不适等因素易出现郁闷、激惹、恐怖、焦虑、沮丧和对婴儿健康过度担忧，甚至失去生活自理及照料婴儿的能力。社区保健人员应爱护产妇，多与其谈心，了解其心理感受，调解家庭关系，给母婴营造良好的生活氛围。

（4）活动与产后健身操　自然分娩的产妇，产后 6～12 小时内可下床轻微活动，产后 24 小时可在室内走动。行剖宫产的产妇，可适当推迟活动时间。产后健身操可促进产妇腹壁、盆底肌肉张力的恢复，避免腹壁皮肤过度松弛，防止尿失禁及子宫脱垂。根据产妇情况，遵循活动量由小到大、由弱到强循序渐进的原则进行练习。一般在产后 24 小时开始，每 1～2 天增加 1 节，每节做 8～16 次，如图 6-1 所示。

第 1 节——仰卧，深吸气，收腹部，然后呼气。

第 2 节——仰卧，两臂直放于身旁，进行缩肛与放松动作。

第 3 节——仰卧，两臂直放于身旁，双腿轮流上举与并举，与身体呈直角。

第 4 节——仰卧，髋与腿放松，分开稍屈，脚底放在床上，尽力抬高臀部与背部。

第 5 节——仰卧起坐。

第 6 节——跪姿，双膝分开，肩肘垂直，双手平放床上，腰部进行左右旋转动作。

第 7 节——全身运动，跪姿，双臂支撑在床上，左右腿交替向背后高举。

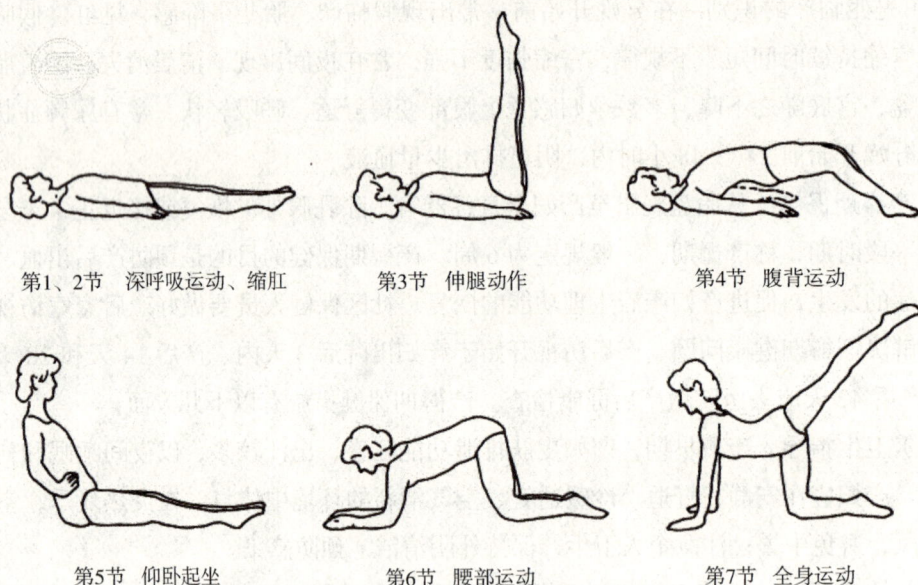

第1、2节　深呼吸运动、缩肛　　　第3节　伸腿动作　　　第4节　腹背运动

第5节　仰卧起坐　　　第6节　腰部运动　　　第7节　全身运动

图 6-1　产后健身操

（5）产后检查　包括：①观察子宫收缩和恶露情况；②观察腹部、会阴伤口愈合情况；③了解精神、睡眠、饮食及大小便等一般情况，观察产后生命体征的变化；④乳房检查；⑤新生儿检查；⑥督促产后 42 天到医院进行健康检查。

（6）计划生育指导　产后 4 周禁止性生活，生产 6～8 周后可恢复性生活，但应注意避孕，根据产妇具体情况，建议合适的避孕方法。

4. 哺乳期保健　哺乳期指产妇用自己的乳汁喂养婴儿的时期，纯母乳喂养 6 个月，加辅食后继续母乳喂养到 2 岁。哺乳期保健的主要目的是促进和支持母乳喂养。

（1）哺乳期保健的内容　包括：①向孕产妇及家人宣传母乳喂养可促进母婴健康及母乳对母婴的好处。②将母乳喂养的好处及有关问题的处理方法告诉所有的孕妇。③帮助母亲在产后半小时内哺乳。④指导母亲如何哺乳，以及母婴暂时分离时如何保持泌乳。⑤除母乳外，禁止给新生儿喂任何食物和饮料，除非有医学指征。⑥实行母婴同室，使母亲与婴儿一天 24 小时在一起。⑦鼓励按需哺乳。⑧不给母乳喂养的婴儿吸吮橡皮乳头或使用奶头做安慰物。⑨支持促进母乳喂养组织的建立，并将出院的母亲转介给妇幼保健组织。

（2）乳房护理　保持乳房清洁干燥。每次哺乳前用温水毛巾清洁乳头与乳晕，切忌用肥皂水和酒精擦洗。哺乳后佩戴大小适中乳罩，避免过松或过紧。

知识链接

母乳喂养的优点

　　母乳营养素齐全，并含有丰富免疫物质。白蛋白多而酪蛋白少，氨基酸比例适宜，不饱和脂肪酸含量较多，乳糖以乙型乳糖为主，钙磷比例适宜为 2:1，且水分充足，母乳的成分优于牛乳。初乳中的免疫球蛋白可保护婴儿娇嫩的消化道、呼吸道黏膜，抵抗病毒的侵袭，预防肺炎、腹泻等疾病。故母乳是婴儿最好的食物。

1）乳头平坦或凹陷。乳头牵拉练习：用一只手托住乳房，另一只手的拇指和食、中指向外牵拉乳头，重复 10～20 次，每天 2 次。此外，指导产妇改变哺乳姿势，以利于婴儿含住乳头与乳晕，也可以利用负压吸引的作用使乳头突出。乳头伸展练习：将两食指平行放在乳头两侧，慢慢由乳头向两侧外方拉开，牵引乳晕皮肤及皮下组织，使乳头向外突出。接着将两食指分别放在乳头上下侧将乳头向上向下纵行拉开。此练习重复多次，每次 15 分钟，每天 2 次。

2）乳房肿胀。产后早开奶、按需哺乳、增加哺乳次数、每次哺乳后挤出多余的乳汁。哺乳前热敷或按摩乳房。

3）乳头皲裂。轻者可继续哺乳。哺乳前，产妇取正确的喂哺姿势，湿热敷乳房 3～5 分钟，挤出少量乳汁使乳晕变软，易被婴儿含接。哺乳时，先吸吮损伤轻的一侧乳房。哺乳后，挤出少许乳汁涂在乳头和乳晕上。皲裂严重者暂停哺乳，将乳汁挤出或用吸乳器吸出后用小杯或小勺喂养婴儿。

4）退乳。不能哺乳者应尽早退乳。最简单的方法是停止哺乳，少进汤汁类食物。其他方法：生麦芽 60 ～ 90g，水煎服，每日 1 剂，连服 3 ～ 5 日；或芒硝 250g 分装两纱布袋内，敷于两乳房上并固定，及时更换。

5）乳腺炎的处理与保健指导。①炎症初期：可哺乳。哺乳前，湿热敷乳房 3 ～ 5 分钟，并按摩乳房；哺乳时先喂哺患侧乳房。每次哺乳时吸空乳汁，同时按摩患侧乳房，避免乳汁淤积。②炎症期：停止哺乳，定时用吸奶器吸净或用手法挤奶排空乳汁；用宽松的乳罩托起乳房，以减轻疼痛和肿胀；局部热敷，以促进局部血液循环和炎症的消散；根据医嘱使用抗菌药物。③脓肿形成期：行脓肿切开引流术，保持引流畅通，定时更换敷料，保持清洁干燥。

（3）哺乳期保健人员职责　包括：①定期访视，评估母亲身心康复情况；指导母亲饮食、休息、清洁卫生及产后适度运动；评估母亲与婴儿关系。②评估母乳喂养及婴儿生长发育情况，重点了解哺乳次数、是否按需哺乳，亲自观察哺乳的姿势，并给予正确指导；以及评估婴儿体重增长、大小便次数及形状，婴儿睡眠，母子情感交流等；改变传统包裹婴儿的方法，采取放开四肢、穿连裤衣衫的新方法，正确喂养婴儿。③指导母亲在哺乳期间合理用药及采取正确的避孕措施，如工具避孕或产后 3 ～ 6 个月放置宫内节育器，不宜采取药物避孕和延长哺乳期的方法。④评估家庭支持系统，完善家庭功能。

（三）围绝经期保健

围绝经期是指妇女从接近绝经时出现的与绝经有关的内分泌、生物学和临床特征至绝经后 1 年内的时期。绝经年龄一般在 45 ～ 55 岁，平均持续 4 年。由于在围绝经期内性激素的减少可引发一系列躯体和精神心理症状，故围绝经期保健的主要目的是提高围绝经期妇女的自我保健意识和生活质量。

1. 健康教育　开展围绝经期科学知识讲座，让妇女认识到围绝经期的正常生理、心理特点，掌握必要的卫生保健常识，正确对待围绝经期，消除绝经变化所产生的恐惧心理，学会并加强自我检测能力，定期进行自我检测并记录。

（1）围绝经期期妇女易患宫颈癌、子宫内膜癌、乳腺癌等，定期检查达到早发现、早诊断、早治疗、提高疗效与生存率的目的。每年做一次全身检查；每半年到一年做一次妇科检查和宫颈防癌涂片检查；经常自查乳房，发现肿块及时就诊。

（2）为预防子宫脱垂和张力性尿失禁的发生，应鼓励并指导妇女进行缩肛运动，每日 2 次，每次 15 分钟。积极防治绝经前期月经失调；对绝经后阴道流血者，给予明确诊断。

（3）在医师的指导下，必要时应用激素替代疗法或补充钙剂等综合措施防治围绝经期综合征和骨质疏松。

（4）指导避孕至停经 1 年以上，宫内节育器绝经 1 年后取出。

知 识 链 接

乳腺自我检查

妇女乳腺的自我检查是妇女自我保健的重要内容和手段。对于成年女性而言，特别是 45 岁以上的女性，每月应自检乳房一次。自检的最佳时间是在月经结束的第 9～11 天。如果发现双侧乳房不对称，乳房有肿块或硬结或质地变硬，乳房皮肤有水肿、凹陷，乳晕有湿疹样改变，乳头有混浊的微黄色或血性溢液，应立即请专科医生确诊治疗。

2. 饮食与营养　围绝经期妇女的基础代谢率下降，比中年人低 15%～20%。为适应这一代谢变化的特点，需要平衡膳食，合理营养。

（1）**热量**　每日热能摄入量以 1800～2100kcal 为宜。摄入量过多，易引起肥胖。

（2）**蛋白质**　需要量为 0.1～0.2g/kg 体重，或每日摄入量 60～70g，其中植物蛋白在 1/3 以上。动物蛋白以鱼、鸡、奶等优质蛋白为主，植物蛋白以豆制品为主。蛋白摄入过量将加重肾脏负担，增加尿钙排出量，增加骨质疏松和骨折的危险。

（3）**脂肪**　每天摄入的脂肪供热量最好不要超过 10%，过多摄入会导致肥胖。摄入脂肪中，饱和脂肪酸、不饱和脂肪酸比例以 1:1 为宜。肥胖是导致冠心病、脑卒中的重要因素，也是乳腺癌的危险因素。因此，绝经后女性应控制脂肪的摄入量，避免肥胖的产生。

（4）**矿物质**　充足的钙摄入能有效防治围绝经期妇女骨质疏松。维生素 D 的摄入量也可以促进钙吸收。围绝经期妇女的钙需要量为 1000～1500mg/d。膳食中以牛奶和乳制品含钙最佳，每 250mL 鲜奶可提供 275mg 钙，鲜奶中的钙易于吸收利用。此外，铁的供应要适当，以防缺铁性贫血的发生；锌、硒、碘等也应注意补充。

（5）**维生素**　鼓励进食维生素 A、维生素 D、维生素 E、维生素 C 含量丰富的食物。

项目三　社区老年人的保健与护理

案例导入

李女士，69 岁，脑卒中后遗症患者，发生脑梗死之后出现右侧肢体麻痹，且语言功能开始减退，住院治疗 4 个月后出院回家，每天基本卧床，或者床旁度过，除了家属外，与他人交流的机会减少。

问题：1. 按我国目前老年人的划分标准，李女士是老年人吗？

2. 作为一名社区护士，如何对李女士进行保健指导？

从老年医学角度讲，"老年期"是人类生命过程中细胞、组织与器官不断趋于衰老，生理功能日渐衰退的一个阶段。一般来讲，发达国家以 65 岁以上为老年人，而发展中国家多以 60 岁以上为划分老年人的标准。我国目前划分老年期的标准是 60 ～ 89 岁为老年人，90 岁以上为长寿老人，100 岁以上为百岁老人。

知 识 链 接

我国人口老龄化状况

联合国将 60 岁以上人口占总人口的 10% 以上，或 65 岁以上人口占总人口 7% 以上的国家或地区，称为老龄化社会。我国目前是世界上老年人口最多的国家，也是人口老龄化速度非常快的国家之一。2000 年，我国第五次人口普查结果：65 岁以上人口占总人口的 6.96%；60 岁以上人口占总人口的 10%。因此，从 1999 年 10 月我国已进入老龄化社会。预测从现在开始到 21 世纪 30 年代，老年人将以每年 3% 的速度递增，到 2025 年为 2.8 亿，占总人口的 17.63%，将成为较老的老年型国家或称"超大型老年化国家"。

一、老年人的特点

（一）生理特点

人体的衰老是一个随年龄增长而逐渐演变的过程。老年人的生理特点有以下几个方面。

1. **外形改变** 老年人的须发转白、脱落稀疏；皮肤变薄，皮下脂肪减少；结缔组织弹性降低以致皮肤出现皱纹；骨质疏松，关节活动不灵；身高降低，体重减轻等。

2. **功能下降** 人体在成熟期以后，一般是随年龄增长而器官的生理功能下降。如视力、听力下降，嗅觉减退，肺活量、胃酸分泌量、心脏排血量下降等。

3. **调控降低** 老年人的动作和学习速度减慢，操作能力和反应速度降低，免疫功能衰退等。

（二）心理特点

随着老年人由于衰老所致的生理变化和环境变化，心理也相应发生一系列变化，主要表现在记忆、智力、思维和人格 4 个方面。

1. **记忆** 记忆是一种重要的心理活动过程。记忆过程可分为 4 个阶段，即识记阶段、保持阶段、回忆阶段和再认阶段。在心理学上，又将识记阶段称为初级记忆，将保持阶段、回忆阶段和再认阶段称为次级记忆。

随着年龄的增长，老年人的初级记忆基本上没有变化或变化很少，而次级记忆发生较大的变化。老年人记忆的保持能力逐渐下降，但远期记忆的保持相对比近期记忆的保持好，他们一般对很久以前的人、经历及发生的事情，保持较好的记忆；而对近期或刚刚发生的事情，记忆不清；老年人的再认能力比回忆能力好；老年人的理解能力变化不大，但死记硬背能力减退，所以逻辑记忆比机械记忆好。

2. **智力** 智力可以分为两大类，即液态智力和晶态智力。液态智力是指获得新观念、洞察复杂关系的能力，如知觉整合能力、近期记忆力、思维敏捷度及反应力和反应速度等。晶态智力是指通过学习和掌握社会文化经验而获得的智力，如词汇、理解力和常识等。液态智力主要与神经系统的生理结构和功能有关，所以一般随年龄的增长而明显减退；而晶态智力主要与后天的知识、文化、经验的积累有关，所以并不一定随年龄的增长而明显减退，甚至还有可能提高，直至70～80岁后才出现缓慢减退。

3. **思维** 思维是人类高级的、理想的认识过程，主要包括概况、类比、推理和问题解决四方面的能力。伴随感知和记忆能力的衰退，老年人在概念、逻辑推理和问题解决方面的能力有所下降，特别是思维的敏捷度、流畅性、灵活性、独特性及创新性较其在青年时期减退。

4. **人格** 人格以人的性格为核心，受先天素质、教育、家庭及社会环境的影响，逐步形成气质、能力、兴趣、爱好、习惯及性格等心理特征的总和。老年人的人格一般不随年龄的增长而变化，但伴随生理功能和环境的变化、社会和家庭角色的改变，老年人会按照其不同的人格模式分别采用整合良好型、防御型、被动依赖型、整合不良型4种适应方式。

（三）患病特点

1. **临床症状及体征不典型** 由于感受性下降，对疾病的反应一般不敏感，往往不易及时发现，延误治疗。

2. **多种疾病共存** 由于全身各系统生理功能不同程度的衰退，容易同时患多种疾病。

3. **病程长、病情重** 患病后一般比成年人的病程长、病情重，且恢复慢，容易出现并发症。

4. **易发生意识障碍** 在患病时常以意识障碍为首发症状，或引发意识障碍，往往会给诊断、治疗带来困难。

5. **易发生水、电解质紊乱** 由于平衡代偿和耐受性降低，在患病过程中容易出现水、电解质紊乱。

二、老年人的保健与护理

（一）饮食与营养保健

1.饮食保健原则

（1）科学安排饮食　应科学安排饮食的量和时间。早、中、晚三餐食量的比例最好为30%、40%、30%，每日进餐定时定量，切勿暴饮暴食或过饥过饱。

（2）食物种类多样　应食用多种食物，充分利用营养素之间的互补作用，以满足机体的需求。在选择食物时，应注意粗粮和细粮的搭配、植物性食物和动物性食物的搭配、蔬菜与水果的搭配。

（3）营养比例适当　在饮食中，应首先确保营养的均衡。在保证摄入足够蛋白质的基础上，应限制热量的摄入，选择低脂肪、低糖、低盐、高维生素及富含钙、铁饮食。

（3）注意饮食卫生　保持餐具的清洁；少吃腌制、烟熏及油炸食品；不吃变质的食品；应用健康的烹饪方法制作食品。

（5）进食宜缓、暖、软　进食时应细嚼慢咽，不宜过快；食物的温度应适宜，不宜过冷或过热；食物以松、软为宜，有助于消化。

（6）戒烟、限酒、少饮茶　吸烟可使血中二氧化碳浓度升高、血脂升高；过度饮酒可增加脑血栓形成的几率；饮浓茶对胃肠道产生刺激。

2.营养需求

老年人应针对其特殊需求，全面、适量、均衡地摄入营养，以延缓衰老、抵抗疾病、维护健康。

（1）蛋白质　由于体内代谢过程以分解代谢为主，且蛋白质的合成能力差，因此对蛋白质的摄入要求为"质优量足"。老年人每日每千克体重蛋白质供给量为 $1.0 \sim 1.2$ g，占总热量的 $12\% \sim 15\%$ 为宜。过多蛋白质可加重肝、肾负担。应注重选择一部分含优质蛋白质的食品，如奶类、豆类、鱼虾类、肉类、蛋类等。

（2）糖　由于对糖类代谢功能下降，摄入过多容易导致肥胖、糖尿病、高脂血症等；但摄入过少，又会增加蛋白质的分解。因此，老年人可适量选择一些含有果糖的饮食，如蜂蜜及某些糖果、糕点等。但对于患有糖尿病、冠心病及肥胖的老年人，应限制糖类的摄入，包括大米、面粉、高粱、荞麦、甘薯等。

（3）脂肪　由于胆汁酸减少、脂酶活性降低，对脂肪的消化能力下降，因此脂肪的摄入量不宜过高。老年人每日脂肪摄入量以 50g 为宜，应减少膳食中饱和脂肪酸和胆固醇的摄入量，以富含不饱和脂肪酸的植物油为主；即减少猪油、牛油、羊油等动物性脂肪的摄入，适当摄入花生油、豆油、玉米油和菜籽油等植物性脂肪。

（4）热量　由于基础代谢下降、体力活动减少，其热量的消耗也相应减少，故每日总热量的摄入量必须适当加以控制。每日热量摄入控制在 $6.72 \sim 8.4$ mJ 即可，其中

60% ～ 70% 由膳食中的碳水化合物提供，20% ～ 25% 由膳食中的脂肪提供，10% ～ 15% 由膳食中的蛋白质提供。

（5）无机盐和微量元素　老年人容易发生骨质疏松，血红蛋白合成也降低，钙和铁的补充应适当充足，我国营养学会建议老年人每日钙的供给量为 800mg。老年人应保持低盐饮食，以每天 5 ～ 6g 为宜。

（6）维生素　老年人生理功能下降，特别是抗氧化功能和免疫功能下降，故应摄入富含维生素的饮食，以增强机体抵抗力、延缓衰老。

（7）水分　由于结肠、直肠肌肉萎缩，排便功能减退，容易引起便秘，故应每日保持充足水分的供给。一般每日饮水量为 1000 ～ 2000mL，以保持尿量在 1500mL；但对于患有心脏、肾脏疾病的老人，每日水分摄入量不宜过多，以免增加心脏和肾脏的负担。

（二）睡眠与休息

1. 睡眠与休息的特点　老年人的睡眠时间相对较短，一般每日为 6 ～ 8 小时；而且睡眠质量不佳，容易出现失眠、入睡困难、睡后易醒等睡眠障碍症状。

2. 老年人睡眠保健措施

（1）调整卧室环境　卧室的环境不仅会影响老年人睡眠，还会影响睡眠质量。因此，睡前应注意调整好卧室的温度、湿度，将灯光调至柔和、暗淡，尽量停止各种噪音的干扰。

（2）保证适当的活动或运动　白天积极参与各种有益的社会活动、坚持适当的户外运动或体育锻炼，将有助于入睡、改善睡眠质量。

（3）选择舒适的睡眠用品　在选择睡眠用品时应注意：床不宜过窄，床垫不宜过硬或过软；枕头高低适度；被褥轻软、透气。

（4）做好睡前准备工作　睡前应保持情绪稳定，不宜进行剧烈活动、观看或阅读兴奋或紧张的电视节目及书籍、饮用兴奋性饮料；晚餐应在睡前两小时完成，晚餐宜清谈，不宜过饱，睡前不再进食；还可以在睡前用热水泡脚，以促进睡眠。

（5）采取适当的睡眠姿势　良好的睡眠姿势可改善睡眠质量。选择睡眠姿势时，以自然、舒适、放松为原则；最佳睡眠姿势为右侧卧位，可避免心脏受压，有利于血液循环。

（三）活动与运动

1. 活动与运动的原则

（1）选择适宜，因人而异　一般而言，运动时间以每日 1 ～ 2 次、每次 30 分钟为宜，每日运动的总时间不超过 2 小时；运动的场地最好选择在空气新鲜、环境清静、地面平坦的地方；运动的强度应根据老年人运动后心率而定，其计算方法为：一般老年人运动后最宜心率（次／分）= 170- 年龄；身体健壮的老年人可采用运动后最高心率（次／分）= 180- 年龄

（2）循序渐进，持之以恒　活动或运动的强度应由小到大、逐渐增加，并长期坚持。

（3）自我监护，确保安全　在活动过程中，一定要注意自我感觉。当出现不适感觉时，应立即停止活动；出现严重不适感觉时，应及时就医。

2. 常用的健身方法

（1）散步　根据自身及环境的条件，选择空气新鲜、行走安全的地点、适当的时间，以每分钟 80～90 步，每日步行 30～60 分钟为宜。步行过程中，应注意使自己脉搏保持在 110～120 次 / 分。

（2）游泳　游泳的姿势不限，但速度不宜过快，时间不宜过长。一般而言，以每日 1 次或每周 3～4 次、每次游程不超过 500m 为宜。

（3）跳舞　应根据自己的身体状况，选择适当节奏的舞曲。

（4）球类运动　可根据自己的兴趣、身体状况，选择适合的球类运动，如台球、门球、乒乓球、健身球等。

（5）太极拳和气功　这两项运动动作柔和、缓慢、协调、动静结合，不仅可以调节老年人的心境，还可以强身健体。

（四）用药指导

1. 老年人用药原则

（1）少用药，勿滥用药　老年人应以预防为主，尽量少用药；当必须用药时，应遵医嘱对症治疗，尽量减少用药品种，且以小剂量开始服用。

（2）注意联合用药　老年人往往同时服用多种药物，应特别注意药物的配伍禁忌。

（3）密切关注用药反应　用药后应关注有无各种不良反应，若出现低热、皮疹、麻疹、哮喘等症状，应及时就医。

2. 常用药物的注意事项

（1）降压药物　降压药是老年人常用药物之一。老年人在服用降压药时，应注意降压要适度，一般以收缩压下降 10～30mmHg、舒张压下降 10～20mmHg 为宜，防止因降压过低、过快而引起心、脑、肾的缺血；同时应监测 24 小时动态血压，以确定最佳的用药剂量和服药时间。一般而言，降压药最佳的服用时间为每日 7 点、15 点和 19 点；睡前不宜服用降压药，以免诱发脑卒中。

（2）解热镇痛类药　由于老年人对解热镇痛类药的作用比较敏感，在服用时宜采用小剂量；同时加强监测，避免诱发消化道出血。

（3）镇静催眠药　应注意采用小剂量，且最好几种镇静催眠药交替服用；长期服用镇静催眠药的老年人不宜突然停药，以免出现失眠、兴奋、抑郁等问题。

（4）抗生素　老年人在服用抗生素时，应注意剂量和疗程，以免引发肠道菌群失调等问题。

（5）胰岛素　老年人在服用胰岛素过程中，容易发生低血糖反应。因此，应注意监测自身血糖、尿糖的变化，及时调整胰岛素的用量，以免发生低血糖。

（五）安全防护

1.预防跌倒　老年人由于各系统组织器官功能退化、平衡失调、感觉减退等原因，常会发生一些意外事故。跌倒是我国伤害死亡的第四位原因，是65岁以上老年人的首位原因。老年人跌倒可致残疾，影响身心健康，威胁着老年人的日常活动及独立生活能力，也增加了家庭和社会负担。因此，社区护士应注意评估，采取必要的措施，保证老年人的安全。

（1）室内光线应充足　老年人居住的环境应有足够的采光，夜间室内应有照明，特别在卧室与卫生间之间，应有良好的夜间照明设施。光线易分散柔和，避免强而集中的光线。

（2）居室布置合理　老年人生活环境的布局应结合其生活习惯和生活需要，室内布置无障碍物，家居的选择与摆设应着重于老年人的使用方便和安全舒适。

（3）地面平整防滑　各居室间尽量不设置门槛，地面应防潮防滑，盥洗室安装坐便器和扶手。浴池不宜过高，浴池旁放防滑胶毡，防止滑倒。洗澡时间不宜过长，水温不宜太高，浴室的门宜居外开式，以便发生意外可入室救助。

（4）穿着合体　老年人的衣裤不宜过长，裤腿过长会影响行走，甚至直接跌倒；鞋子不宜过大，鞋袜合脚，有利于维持走路时的身体平衡，尽量不穿拖鞋。

（5）动作适度　老年人在变换体位时动作不宜太快，以防止直立性低血压；行走前应先站稳再起步；行动不便者，应有人搀扶或使用拐杖。

（6）注意外出安全　老年人外出，应避开上下班高峰；鼓励老年人穿戴色彩鲜艳的衣帽，以便引起行人和驾驶员的注意，减少意外伤害的发生。

知 识 链 接

跌倒的危险因素

1.生理因素：随着年龄的增长，步态稳定性下降和平衡功能受损是引发老年人跌倒的主要原因。视觉、听觉、触觉及本体感觉减退，中枢神经系统的退行性变使跌倒的危险性增加。

2.病理因素：凡能导致老年人步态不稳、平衡失调、眩晕、视觉或意识障碍的急慢性疾病，如痴呆症、帕金森病、颈椎病等均可能诱发跌倒。

3.药物因素：很多药物可以影响人的神志、精神、平衡等而引起跌倒。比如抗抑郁药、镇静催眠药、抗高血压药等。

4. 心理因素：沮丧、焦虑、抑郁情绪不佳均可增加跌倒的危险。

5. 环境社会因素：地面潮湿、不平、有障碍物；室内光线过暗过强、楼梯缺少扶手；鞋子的尺码不合适、鞋底不防滑、裤腿下摆过长等均可增加跌倒的风险。

2. 预防呛噎　呛噎是老年人常见的意外。据报道，每年因噎食窒息死亡的人群中，有80%是老年人，采取有效的措施预防老年人发生呛噎是非常关键的环节。因此，社区护士应指导老年人正确饮食，进食时体位要合适，宜采取坐位或半卧位。由于疾病原因需平卧位的老年人进食速度不宜过快，均匀小口进食，在进食过程中嘱其避免说笑、看电视等，以防止呛噎的发生。吃干食易呛噎的老年人，需要细嚼慢咽，尽量少吃干食，必要时可准备水和汤。吃稀食易呛噎者，可将食物加工成糊状。

3. 预防坠床　睡眠中翻身幅度较大或身材高大的老年人，在条件允许的情况下尽量选用宽大舒适的床具，必要时睡觉前于床边安放椅子加以挡护。夜间卧室内应留置光线柔和的长明灯，以避免因看不清床界而坠床。意识障碍的老年人应加用床档或请专人陪护。

项目四　社区亚健康人的保健与护理

案例导入

王女士是一位典型的高级白领，毕业于国内名牌大学，受过良好的高等教育，凭着优秀的外语水平，受雇于一家跨国公司。时髦的衣着和面部精致的化妆却掩饰不住她眉宇间透露出来的疲惫与憔悴。她夜间长期失眠，早上没有动力起床，大量掉头发，对烟酒的依赖加重，经常出现一时间记不起来同事姓名的情况。她时常抱怨："感觉很累，每天疲惫不堪，逐渐对一切都失去了兴趣。我的世界灰暗，有时候甚至想到死，一了百了。"一向信心十足的她，甚至对自己的工作能力产生了怀疑。更让她感到无奈的是，她感到心理上很孤独："明年我就30岁了，想起事业无进展，爱情没着落，年龄逐年增大，新人层出不穷，我就一阵恐慌……"

她接受朋友的建议，到市体质监测指导中心做体质检查。根据心肺功能、平衡感、柔韧度、耐力、爆发力、敏捷度等7个方面评价：亚健康状态。体质年龄为37岁，比实际年龄整整大8岁。

问题：1. 请分析王女士亚健康状态产生的原因。

　　　2. 应如何对王女士进行保健指导？

一、亚健康概述

（一）亚健康的概念

健康与疾病之间存在的一种非健康也非疾病的中间状态，称为亚健康，也称"慢性疲劳综合征"（chronic fatigue syndrome）、灰色状态或中间状态。亚健康状态多指无临床症状和体征，或者有病症感觉而无临床检查证据，处于一种机体结构退化和生理功能减退的体质与心理失衡状态。

（二）亚健康的主要形成因素

1. 不良生活方式和行为习惯

（1）不良饮食行为　进食不规律，不吃早餐，暴饮暴食造成胃肠功能紊乱；不卫生的饮食；营养不均衡、偏食造成某些营养成分的缺乏；营养过剩、高脂肪、高热量、高钠盐摄入，导致高血压、糖尿病、高血脂、肥胖等；纤维素（粗粮、蔬菜、水果）摄入减少，影响其他营养物质的消化吸收，并使便秘、大肠癌的发病率增高；盲目听信广告，乱用滋补品等。

（2）缺乏运动　现代人以车代步，或者因为"忙"等理由而忽视体育锻炼。长期缺乏运动，导致心、肺、肝、肾等内脏器官功能降低，肌力下降，植物神经功能失调，脂肪堆积。

（3）吸烟　烟草及烟雾中含有多种有害成分，吸烟能降低机体的免疫功能，引起血管内皮损伤，加速动脉硬化，导致癌症、心脑血管疾病、脉管炎及不孕等疾病的发生。

（4）酗酒　大量饮酒会损害心血管系统，引起血压升高，长期饮酒可造成小动脉管壁水肿、血管周围纤维化、血管硬化和血管内皮细胞损害，导致心肌缺血。酒精既直接损害神经细胞，又通过影响营养代谢损害神经系统，导致震颤、痴呆、共济失调和周围神经、植物神经病变。

（5）起居无规律　由于工作加班熬夜，整夜泡吧、游戏、聊天，透支了现代人的健康。

（6）药物滥用　抗生素的滥用，导致细菌的耐药；镇静安眠药、兴奋药的滥用造成生理和心理的依赖；有的药物会引起神经系统症状、过敏反应等；同时，大多数药物都增加了肝肾的负担。此外，有些中药也不像人们认为的完全没有毒副作用。

（7）吸毒　吸毒在所有的不良行为中危害最为严重，毒品对个人造成严重的身心损害，对家庭和社会造成严重的危害。

（8）内分泌因素　处于内分泌功能波动时期，如青春期、妊娠期、更年期等，或有轻微的内分泌功能紊乱等。

2. 社会心理因素

（1）压力　是指内外刺激事件对人在心理上所构成的困惑和威胁，表现为心理紧张和不适。现代社会快速的生活节奏、激烈的竞争使人们承受巨大的压力；升学、就业、晋升、下岗给人们带来沉重的压力；科学技术快速发展，信息变化加速，使得终身学习、创新思维也成为压力；社会转型带来的各种矛盾和冲突，不可避免地造成极大的心理压力。身心负荷长期处于超负荷状态，人体各个系统不堪重负，从而造成了机体身心疲惫。

（2）紧张　已成为当代许多人群的共同特征，紧张的根源是竞争。生活中充满了机遇和挑战，无所不在的竞争透支着体力、精力、情感，而社会内部的不合理竞争，又破坏了生存环境。交通拥挤、生活工作空间狭小、人际关系复杂、人文环境突然变化、经济压力大、人格缺陷、噪音等，也是导致紧张的原因。

（3）挫折　随着社会的发展和物质文化水平的提高，人的需要越来越高、越来越复杂，需要的实现使人得到宽慰、心情愉快，否则就可能出现痛苦、沮丧甚至愤怒，这样的情绪就是挫折。现实生活中，由于主客观的原因，挫折是不可避免的，如自然灾害、疾病衰老、社会动荡、感情危机、子女问题，以及个人的能力、期望与现实的差距，甚至容貌、身高等，都可以造成挫折。

（4）冲突　现实生活中常常会同时面对两个或两个以上的动机，面对各种复杂的社会矛盾，面对诱人的个人利益、团体利益、政治利益、经济利益，为了生存，为了发展，不得不选择，不得不放弃，使人心理矛盾，进退两难，给人带来焦虑和不安。

3. 环境因素　环境污染、大气污染、土地和水污染、食品污染、噪音和光污染、电磁波污染、化学物质和放射性物质的危害，导致遗传物质 DNA 的突变，免疫功能紊乱，使肿瘤的发病率升高，还造成过敏性疾病、神经系统损害、呼吸道疾病增多，以及出生缺陷和生育问题。健康的环境不仅是人们的需要，而且是人们的权利。

另一方面，社会、经济、教育、文化的环境对人群的健康也起着重要作用。如不同社会制度下不同的卫生工作方针对健康的作用；有关食品、药品、环境保护、检疫等卫生立法的完善对健康的保护；不健康或病态文化（迷信、巫术、拜金主义等）对心理健康的影响；经济条件对健康的制约。

4. 生物学因素　西医学认为，人类的健康和大多数疾病都与基因直接或间接相关，疾病的发生是这些基因与内外环境相互作用的结果，如临床最常见的多基因疾病糖代谢、脂代谢紊乱、高血压、肿瘤等。遗传因素直接影响酶的合成、机体代谢过程、免疫功能，环境因素则通过神经系统影响体内的化学变化。

知 识 链 接

亚健康的四大构成要素

1. 排除疾病原因的疲劳和虚弱状态。

2. 介于健康与疾病之间的中间状态或疾病前状态。

3. 在生理、心理、社会适应能力和道德上的欠完美状态。

4. 与年龄不相称的组织结构和生理功能的衰退状态。

二、亚健康的临床表现

1. 躯体方面

（1）心血管症状　运动量稍大就感到头晕、胸闷、心慌、气短、憋气。

（2）消化系统症状　食欲不振，见到饭菜没胃口，虽觉得饿，但不想吃。稀便，轻微腹泻或有里急后重感，有时可出现轻微腹部不适或腹痛。

（3）关节症状　经常感到腰酸背痛，肢体麻木，活动脖子时"格格"作响。

（4）神经系统症状　经常头痛，全身无力，容易疲劳、健忘。健忘的特点为短期记忆下降，长期记忆则不受影响。

（5）泌尿系统症状　尿频、尿急，夜尿多，性功能低下，没有性要求。

（6）免疫系统症状　免疫功能低下，经常感冒或有感冒症状、皮肤轻微感染、咽喉不适、口腔黏膜溃疡等。

（7）睡眠方面症状　睡眠生物节律失调，失眠或嗜睡。出现入睡困难，清晨早醒，噩梦频频。

2. 心理方面　可表现为情绪低落、心烦意乱、焦躁不安、急躁易怒、恐惧胆怯、记忆力下降、注意力不能集中、精力不足、反应迟钝等。

3. 社会交往方面　表现为不能较好地承担相应的社会角色，工作、学习困难，不能正常地处理好人际关系、家庭关系，难以进行正常的社会交往等。

知 识 链 接

预防亚健康的"十字方针"

预防亚健康的"十字方针"是平心、减压、顺钟、增免、改良。平心，即平衡心理、平静心态、平稳情绪；减压，即适时缓解过度紧张和压力；顺钟，即顺应好生物钟，调整好休息和睡眠；增免，增强自身免疫力，同时要注意各种不良环境如物理、化学、生物因素的影响和侵害；改良，即通过改变不良生活方式和习惯，从源头上堵住亚健康状态的发生。

三、亚健康人的保健与护理

1. 正确认识自我，转变健康观念　充分认识自己的能力和体力，不追求过高的目标，同时要注重健康，注意身体，"无病要防，有病要治"。

2. 培养健康心理　健康心理需要在生活、社会环境中培养塑造。首先要培养乐观精神，树立良好的人生观和价值观，培养广泛的兴趣爱好，积极参加社会活动，学会控制情绪，养成豁达、乐观、宽以待人、与人友善、乐于助人的品格，淡泊名利，做到知足者常乐，使身心处于协调平衡状态中，只有这样才能走出"亚健康"状态，保持身体、心理、情感、行为的健康与和谐。

3. 调节不良心态　做好自我心理调整是健康行为的重要环节。要保持积极乐观的人生态度，乐观待己、乐观待人、乐观处世；要善于发现优点，做到心胸开阔，不为小事计较；要学会用适当的方式去释放压抑的情绪，学会摆脱痛苦的困境；正确处理人际关系，学会控制自己的情感，从而增强自信，增强对他人和社会的信心。

4. 养成良好的生活习惯　识别疲劳，学会休息；劳逸结合，睡眠充足；忌烟限酒；适量运动，尤其要多参加户外活动。

5. 合理的膳食结构　应贯彻全面均衡营养的观念，以"三低一高"为原则（低脂肪、低糖、低盐、高蛋白），食用无农药、无化学制剂的食品。养成正确的生活习惯：少食多餐，少主多菜，少盐多醋，少欲多施，少忧多眠，少愤多笑，忌烟酒、油炸、熏烤及发霉的食品，粗细搭配多样化，多吃水果、蔬菜、豆制品，少吃猪肉，适当吃些牛羊肉、鸡、鱼等。

6. 坚持运动　运动是健康之本，但必须遵守循序渐进的原则。散步、慢跑、太极拳、游泳、跳舞、健身操等运动项目，因人而异，不可过度，不可盲动。运动后心率最好控制在比运动前增加 60% ～ 65%。坚持作息时间，每天保证 6 ～ 8 小时的睡眠。

复习思考

一、选择题

（1 ～ 2 题共用题干）男孩，2 月龄，母亲携其到社区卫生服务中心进行疫苗接种，经查验其接种记录为：出生当日已接种乙肝疫苗和卡介苗，满月时接种了乙肝疫苗第 2 剂。经儿童保健医生体检，该儿童身体健康，发育正常，可以接种疫苗。

1. 此次应接种的国家免疫规划内的疫苗是（　　）

　　A. 卡介苗　　　　　　B. 乙肝疫苗　　　　　　C. 脊髓灰质炎疫苗

　　D. 百白破疫苗　　　　E. 麻疹疫苗

2. 此种疫苗的接种途径应是（　　）

　　A. 皮下注射　　　　　　B. 静脉注射　　　　　C. 皮内注射

　　D. 肌内注射　　　　　　E. 口服

（3～4题共用题干）陈女士，26岁，自然分娩一活男婴，Apgar评分10分，体重3.6kg，产后第2天出院。第3天社区护士进行家庭访视时，陈女士主诉喂奶时，感乳头痛，检查发现左侧乳头有损伤。社区护士采取相关措施，并进行母乳喂养指导。

3. 下列处理措施中错误的是（　　）

　　A. 嘱患者继续哺乳

　　B. 湿热敷乳房3～5分钟

　　C. 按摩乳房

　　D. 挤出少量乳汁使乳晕变软，易被婴儿含接

　　E. 协助患者先喂哺左侧乳房

4. 离开陈女士家之前，社区护士指导其正确的哺乳方法，下列错误的是（　　）

　　A. 哺乳前，用清水清洁乳房、乳头

　　B. 哺乳前，用肥皂水清洁乳房、乳头

　　C. 哺乳前，将乳头和乳晕大部分放入新生儿口中

　　D. 吸空一侧乳房后再吸另一侧，两侧交替哺乳

　　E. 哺乳结束时，用食指轻轻向下按压婴儿下颏，避免在口腔负压下拉出乳头而加
　　　重局部疼痛

5. 目前我国使用的围生期是指（　　）

　　A. 妊娠24周末到产后1个月

　　B. 妊娠28周末到产后1个月

　　C. 妊娠28周开始到产后2周

　　D. 妊娠28周末到产后1周

　　E. 胎盘形成至产后7日

（6～7题共用题干）王女士，71岁，早晨上台阶时，摔倒在地（臀部着地），不能站立和行走，自感局部剧痛，神志尚清醒，家人随即将其送往医院。老人平素视力不好，最近未服用药物，患类风湿关节炎20年、颈椎病5年，曾跌倒过1次。

6. 导致王女士跌倒的危险因素最不可能的是（　　）

　　A. 视力差　　　　　　　B. 台阶过高　　　　　C. 类风湿关节炎

　　D. 药物因素　　　　　　E. 既往跌倒史

7. 有关跌倒后的处置，不正确的是（　　）

　　A. 判断意识状态　　　　B. 检测生命体征　　　C. 拨打急救电话

D. 对受伤部位做重点检查　　E. 立即扶起

二、案例分析

1. 社区某产妇出院后第3天，社区护士进行首次家庭访视，对产妇评估、检查，发现产妇发热，体温38.5℃，乳房皮肤发红，有触痛，肿块明显。产妇表现出紧张、焦虑情绪，担心无法泌乳而影响喂养新生儿。

问题：（1）根据产妇症状、体征，最可能发生的健康问题是什么？

　　　（2）社区护士应该提供的指导与护理措施有哪些？

2. 暖暖，女，3岁，在哭闹时将正在咀嚼的花生米吸入气管内，出现呛咳、呼吸困难、紫绀，应如何处理？

3. 张先生，85岁，患帕金森病，前两日在家中突然感觉头晕，双下肢无力向左侧跌倒。跌倒时左侧面部着地，致左侧眉弓处皮下血肿。

问题：（1）该老年人跌倒的危险因素有哪些？

　　　（2）应采取哪些护理干预措施？

扫一扫，知答案

模块七
社区常见慢性病的健康管理

【学习目标】

1. 掌握慢性病、慢性病社区管理的概念，常见慢性病的社区管理与护理。

2. 熟悉慢性病的分类及危险因素、慢性病社区管理的步骤、社区常见慢性病的危险因素与临床概要。

3. 了解慢性病对患者及其家庭与社会的影响、社区常见慢性病的流行特点。

随着医学科学的发展、人民生活水平的提高及生活方式的改变，疾病谱和死亡谱发生变化，传染病的发病率下降，慢性病的发病率呈逐年上升趋势。而慢性病通常是终身性疾病，疼痛、伤残、昂贵的医疗费用等都影响着慢性病患者的健康状况和生活质量，也给社会带来巨大的经济负担。慢性病患者的多数时间是在家庭和社区中度过，在社区中开展慢性病患者的保健与护理，提高社区慢性病人群的自我护理能力，对控制慢性病的发病率和死亡率，改善和提高患者的生存质量具有积极的作用。

项目一　慢性病概述

案例导入

小刘是某社区卫生服务中心的护士，她正为一名高血压患者做健康咨询。患者说自己是一名会计，感叹道："护士，我好几个同事都50多岁就得了高血压，您说现在这高血压怎么像感冒似的，那么容易患上？"

问题：

1. 这位患者对高血压的形容说明了什么？

2. 如果你是社区护士，如何为患者解释？

一、慢性病的概念和分类

（一）慢性病的概念

慢性病是对一类起病隐匿、病程长且病情迁延不愈、缺乏确切的传染性生物病因证据、病因复杂且有些尚未完全被确认的疾病的概括性总称。WHO 称慢性病为非传染性疾病，在我国称其为慢性非传染性疾病。

（二）慢性病的分类

1. 据国际疾病系统分类法标准分类 常见慢性病分为以下 7 类。

（1）精神和行为障碍 老年痴呆、抑郁症、精神分裂症、神经衰弱等。

（2）呼吸系统疾病 慢性支气管炎、肺气肿、慢性阻塞性肺部疾病等。

（3）循环系统疾病 高血压、动脉粥样硬化、冠心病、心肌梗死、心律失常、肺心病、脑血管病等。

（4）消化系统疾病 慢性胃炎、出血性胃炎、消化性溃疡、胰腺炎、胆石症、胆囊炎、酒精性肝硬化、脂肪肝等。

（5）内分泌、营养代谢疾病 血脂紊乱、糖尿病、痛风、肥胖、营养紊乱等。

（6）肌肉骨骼系统和结缔组织疾病 骨关节病、骨质疏松症等。

（7）恶性肿瘤 肺癌、胃癌、肝癌、食管癌、结肠癌、胰腺癌、子宫颈癌、乳腺癌、前列腺癌、舌癌、白血病等。

社区常见的慢性病有慢性阻塞性肺部疾病、原发性高血压、冠状动脉粥样硬化性心脏病、糖尿病、脑卒中、恶性肿瘤等。所涉及的慢性病重点是指发病率、致残率、死亡率高和医疗费用昂贵的，并有明确预防措施的疾病。当前主要指心脑血管疾病、恶性肿瘤、糖尿病、慢性阻塞性肺部疾病、精神心理性疾病等一组疾病。

2. 据慢性病对人产生的影响程度分类 慢性病分为以下 3 类。

（1）致命性慢性病 包括艾滋病、各种癌症、囊性纤维化等疾病。

（2）可能威胁生命的慢性病 如肺气肿、阿尔茨海默病、慢性酒精中毒、硬皮病、高血压、糖尿病、血友病、红斑狼疮、脑出血、脑梗死、慢性肾衰竭、先天性心脏病、再生障碍性贫血等。

（3）非致命性慢性疾病 包括帕金森病、骨关节炎、类风湿关节炎、胆石症、痛风、偏头痛、支气管哮喘、消化性溃疡、溃疡性结肠炎、慢性支气管炎、青光眼、创伤或烧伤后遗症等。

二、慢性病的特点与危险因素

（一）慢性病的特点

1.发病原因不明确　与急性传染病不同，慢性病没有明确的病因。现代病因学研究证明，其发病与遗传因素、环境因素、生活行为因素和卫生服务因素等有关。

2.发病初期病情存在隐匿性　慢性病的发生发展通常是"悄无声息"的，早期没有明显症状。有些患者在体检时被告知患有某种慢性病；还有些患者出现了典型症状以后，才意识到自己已经患病。

3.病理改变有不可逆性　大多数慢性病患者在发病早期没有症状或症状、体征不明显。一旦出现症状或某些症状反复出现并逐渐加重引起患者重视而就医或体检时，机体已经出现了不可逆转的病理变化，患者往往到了疾病后期，再进行治疗就比较困难。

4.疾病具有长期性，病后常留下残障　慢性病症状复杂、变化多端，易引起并发症，如营养不良、感染、压疮等；慢性病是一个长期的、不可逆的患病过程，患者若长期缺乏运动及锻炼或康复方法不当，最终将导致人体多种器官功能障碍甚至丧失。

5.有些危险因素可以预防　与慢性病相关的一些危险因素是可以预防的，例如吸烟、肥胖等。

6.因病况不同，需要长期医疗照顾及指导　慢性病病程长，需要长时间用药及其他治疗，并根据病情需要给予生理、心理、社会三方面的护理指导，必要时施予各种康复手段，使患者能够自我照顾。

（二）慢性病的危险因素

慢性病的种类很多，引起疾病的原因也相当复杂，有些疾病的病因至今仍不明确。有研究表明，慢性病的发生与不良行为生活方式及环境污染密切相关，其次与年龄、性别及遗传等不可改变因素也有一定的关系。已知的危险因素有以下几种。

1.不良的行为生活方式

（1）不合理饮食　高盐与高血压、高胆固醇与动脉硬化、中性脂肪与肥胖、咖啡类刺激性饮食与动脉硬化等疾病的相关性均已被证实。

（2）吸烟　引起肺部、心血管、胃肠道的疾病和各种肿瘤，加重糖尿病，引起老年痴呆。吸烟可导致不孕不育症，孕妇吸烟可影响胎儿的正常发育。

（3）饮酒　与冠心病、原发性高血压密切相关，与咽喉癌、口腔癌和食管癌相关。饮酒和吸烟协同作用可使很多癌症的发病率明显增加。

（4）缺乏运动　现代社会中很多人以车代步，这种静息式生活方式使运动量不足，体重超重或肥胖，易患高脂血症、高血压、冠心病、糖尿病、胆囊疾患、社会心理问题和某些类型的恶性肿瘤。

2. 环境因素 包括自然环境、社会环境和心理环境。

（1）自然环境 空气污染、噪声、水污染及室内装修、厨房烹调油烟对生活环境的污染，都是导致肺癌等恶性肿瘤及慢性阻塞性肺部疾病的危险因素。

（2）社会环境 政府的卫生政策、卫生资源的配置、医疗系统的可利用程度、社会风俗习惯、人口的构成与流动状况、个人的受教育程度、家庭因素、社会经济地位等社会因素也影响着居民的健康。

（3）心理环境 现代社会生活工作节奏加快，竞争激烈，人际关系复杂，使生活中的紧张刺激增加。强度过大、时间过久或经常反复出现的压力、紧张、恐惧、失眠、精神失常等心理因素和情绪反应已成为一个重要的致病因素，可使人体产生神经功能紊乱、内分泌失调、血压持续升高等病变，从而导致某些器官、系统的疾病。

3. 不可改变的因素 年龄、性别及遗传等因素在目前的医疗条件下是不可改变的。许多慢性病的发病率与年龄成正比，即年龄越大，患病的机会越大。一些疾病如乳腺癌、原发性高血压、动脉硬化性心脏病、精神分裂症、消化性溃疡等往往存在家族倾向，可能与遗传因素或共同的饮食史有关。有专家提出，影响健康、导致慢性病发生的主要危险因素包括以下几个方面。①吸烟：主动吸烟与被动吸烟；②生活及工作压力：社会竞争压力及无法缓解的压力；③经济的诱惑使有害健康的产品大量生产。

三、慢性病对患者、家庭与社会的影响

慢性病对患者的影响不仅局限于身体功能的损害，而且涉及患者生活的方方面面，包括身体、心理、社会、经济等。患者的家庭、家属、照顾者也会受到不同程度的影响。

（一）对患者的影响

1. 对生理功能及自理能力的影响 长期患慢性病，使患者的抵抗力降低，容易发生感染及其他并发症；慢性病患者常由于多种原因，出现食欲减退，使患者出现因蛋白质、铁、钙等物质缺乏而引起的营养不良表现；慢性病可影响胃肠道的排泄功能，使患者出现便秘、尿失禁、尿潴留等问题；排泄功能障碍又可导致患者容易产生压疮或感染；慢性病患者由于长时间缺乏运动及锻炼，会产生关节挛缩变形、骨质疏松、肌肉废用性萎缩、泌尿道结石、循环系统功能障碍、体位性低血压、坠积性肺炎、括约肌障碍等身体功能障碍。同时由于慢性病造成的永久性病理损害可影响患者的自理能力。

2. 对心理的影响 慢性病不仅给患者带来身体上的改变、疼痛及不适，而且对患者的心理也会产生一定的影响，尤其当疾病发展到对身体结构或功能产生影响时，患者会出现忧郁、无助感等其他多种心理变化。

3. 对职业的影响 慢性病可使患者的生活方式发生一定程度的改变，势必对患者的工

作性质、工作时间、工作责任等方面产生影响。有时需要患者调换工作，或放弃自己的工作提前退休。对事业成功者及男性，职业的影响会使患者产生巨大的心理反差，甚至产生悲观厌世的心理。

4. 对社交活动的影响 慢性病可能影响或阻碍患者参与正常的社交活动，由于慢性病患者的身体衰弱、出现慢性病容或病态，特别是当身体有残障时，患者不愿意将自己身体的残缺显露给别人，而拒绝参加社交活动，导致性格孤僻，情绪低落，甚至丧失生活的信心。

（二）对家庭的影响

慢性病患者在很多方面与急性病患者不同，慢性病会对患者的整个家庭产生一定影响。当某一家庭成员生病时，整个家庭必须全力应对疾病所造成的角色改变、精神心理压力、经济压力等问题，每一位家庭成员都会受到不同程度的影响。

1. 对家庭成员情绪的影响 当家中有一位慢性患者时，由于患者的痛苦、对患者的照顾及经济等方面的问题，会影响其他家庭成员的情绪。家庭成员一般对患病后的亲人会产生内疚、焦虑不安、否认、退缩、愤怒等情绪反应。

2. 对家庭角色、家庭功能及关系的影响 在日常生活中，每个人在家庭中都承担着一定的角色，疾病必然会影响患者的家庭角色。急发型慢性疾病要求患者家属在很短的时间内适应疾病所带来的角色变化。因此，家庭成员可能会出现角色冲突等问题。在疾病进行期，患者的病情不断发生变化，需要家庭成员角色的重新调整及适应，以承担患者的照顾及代替患者日常的家庭生活角色。这种角色的变化及调整可能会改变家庭原有平静与和谐的气氛，产生家庭适应困难或问题。

3. 对家庭经济的影响 慢性病患者需要长期治疗及休养，医疗护理费用的支付具有长期性，疾病对患者的工作产生影响也使收入减少，同时家庭成员可能由于照顾患者而影响收入，加上患者的营养需要、各种医疗护理的费用，都会给家庭造成沉重的经济负担，甚至使患者的家庭陷入贫困。

（三）对社会的影响

1. 社会负担加重 慢性病患者工作能力的衰退和生活自理能力的下降，从整体上降低了社会工作效率，随着家庭结构的变化，传统大家庭逐渐被核心家庭所代替，患者照顾更多地依赖社会，均增加了社会负担。

2. 需要完善医疗保险制度和福利保障体系 由于慢性病患者需要终身疾病治疗，目前的医疗费用又不断上涨，使得慢性病患者对社会医疗保健制度的完善和社会互助等福利保障体系的需求更为迫切。

项目二 慢性病的社区管理

案例导入

一次社区健康普查，王先生的检查结果显示体重超重、糖尿病、高血压。王先生向做体检的社区医生和护士咨询时，很不解地说："我才退休，在家歇了1年，怎么就有了这么多问题？"

问题：1. 王先生退休后的生活状态与他的健康状况有何关系？

2. 针对王先生的健康问题，应从哪几方面给予帮助？

一、慢性病社区管理的概念

慢性病社区管理是以社区为单位，以社区内影响人们健康的发病率较高的慢性病患者和高危人群为工作对象，社区卫生服务人员采取有计划的指导和干预，从而降低疾病的发病率、致残率和死亡率，提高治愈率的健康管理方法。慢性病社区管理的实质是对三级预防工作的具体落实，是以一级预防为主，二、三级预防并重，实现患者管理、高危人群管理和全人群管理相结合的疾病管理与危险因素干预相结合的慢性病综合防治体系。其目的不仅包括阻止慢性病的发生，还包括慢性病发生后阻止和延缓其发展恶化，最大限度地减少疾病的危害。

二、慢性病社区管理的基本步骤

（一）患者的筛查

通过患者的筛查确定出管理的目标人群，一般来说患者筛查可以通过以下方式实现。

1. 建立健康档案 社区建立居民健康档案的基本内容包括个人一般情况、家族史、现病史、生活方式等，并可结合当地实际情况进行增补。将健康档案与社区常规的诊疗信息系统连接起来，开展持续性保健服务。

2. 健康体检 通过体检，发现属于管理范围的患者。

3. 门诊就诊 对常规门诊就诊的属于管理范围的患者进行登记。

4. 其他途径 如流行病调查等。

（二）确定目标人群

目前慢性病社区管理的常见病种人群有以下几种。

1. 高血压 是目前我国患病率最高的慢性病，但其知晓率、治疗率、控制率却很低，通过患者教育和医生培训会大大提高治疗效果，提高依从性，减少并发症和死亡的发生。

2. 糖尿病　因其严重的并发症近年来在疾病管理领域很受重视，中国疾病预防控制中心指出如不采取控制措施，糖尿病将给中国居民健康带来严重威胁。

3. 冠心病　冠状动脉是高血压、糖尿病和高脂血症最常累及的靶器官血管。近年来，冠心病发病率不断上升，心肌梗死成为很多慢性病主要致死原因，管理控制冠心病是当前社区卫生服务的任务之一。

4. 脑卒中　2006 年的《中国慢性病报告》指出脑血管病死亡是我国的第 1 位死亡原因。存活的脑血管病患者中，约有 3/4 不同程度地丧失劳动能力，其中重度致残者约占40%，需要卫生服务机构长期科学看护和康复指导。

5. 恶性肿瘤　当前我国恶性肿瘤死亡人数占总死亡人数的 20%。《中国慢性病报告》指出发达国家随着癌症治疗取得进展，并由于开展早期发现和筛查干预，许多癌症患者存活率大幅提高。因此，发挥社区卫生服务职能，以一级、二级预防为主，对恶性肿瘤患者进行社区管理也是基层卫生服务的重点工作之一。

（三）慢性病社区管理的干预

1. 慢性病社区管理的干预方式　慢性病的社区管理中注重临床措施和非临床措施相结合，对于已经纳入慢性病社区管理的患者，临床措施是针对门诊复查和治疗的患者，包括为其开具处方、转诊和实验室检查，具有一定的周期性，提供管理服务者是全科医生；非临床措施包括对患者支持或解释、观察随访和健康指导等，保证患者能坚持服药、定时服药、定期复诊、采取健康生活方式和科学康复锻炼等，具有长期性和随时性。提供管理服务者包括全科医生和社区护士。

针对非临床措施，常用的慢性病社区管理干预方式包括电话咨询、邮寄材料、上网阅读、家庭访视等，以达到社区管理对患者督促监管的目的。邮寄材料和上网阅读的干预成本相对较低，但是其管理方式松散，患者依从性差。家庭访视最能全面评估患者的情况及家庭支持状况，患者的依从性最好，但是人力、物力消耗也相对比较大。因此，一般选择电话咨询，由于其费用低廉且干预效果良好，具有成本–效益比可观等优点，目前成为我国慢性病社区管理中最常用的方式。

2. 慢性病社区管理的过程　慢性病社区管理的过程包含以下 4 方面。

（1）评估管理的患者　可通过询问的方式对患者进行评估，确定该患者存在的主要危险因素。先问一般性的问题，然后问具体的有针对性的问题，以找出患者管理的关键切入点。最常用的方法是以预先设计好的问卷为基础进行评估。问卷调查操作起来比较简单，但是无伸缩性。另一种方法是以预先储备好的问题为基础进行评估，根据管理对象回答的情况，向下延伸问题。这种评价方法，获得信息较为全面，但难度大、花费时间长、信息处理工作量大。

（2）制订管理目标　目标需与患者共同探讨制订，具有可行性和个体性的特点。目标要十分具体、清楚、可操作。在制订目标时应注意一次不要设定太多的目标，最好每次1个目标，并且在目标表述时，为体现患者的主观能动性，可以患者为第一人称，并作为目标陈述的主语，如"目标：下周一我要在没有任何帮助的情况下走到大门口""目标：下次见医生时我可以说明低血糖的处理办法"。

（3）制订干预计划　由于慢性病病情复杂，具有个体化特点，且环境不断变化，因此，保健计划要个体化，具有针对性、可操作性。针对患者存在的主要危险因素，按优先次序逐步解决。

（4）鼓励和指导患者采取健康行为　积极听取患者的谈话，确定患者的信念和障碍。帮助患者建立良好的社会家庭支持系统，通过家属的监督和同伴教育的鼓励，让患者建立健康行为和提高服药的依从性。

3. 慢性病自我管理　慢性病自我管理是指在卫生保健专业人员的指导和协助下，慢性病患者个人承担一些预防性或治疗性的卫生保健活动。慢性病患者自我管理既是社区慢性病管理的手段，也是慢性病管理的目标。在慢性病的防控工作中，只有20%的急症期和高危期患者需要临床专业治疗处置，其余80%症状平稳者和健康人都是在卫生保健人员的指导下通过自我管理，自身采取积极有效的、有利于健康的措施，远离危险因素，保证正常的生活。

慢性病的自我管理包括以下几个方面：①所患疾病的医疗和行为管理，如按时服药、加强锻炼、就诊、改变不良饮食习惯。②角色管理，如维持日常角色，做家务、工作、社会交往。③情绪的管理，如出现愤怒、对未来担心、挫折感和偶尔的情绪低落时要及时调整。

（四）效果评价

慢性病社区管理的评价结果对于找出管理的不足，提高疾病管理质量十分有益。

1. 评价的主体　包括卫生管理部门、社区居民及患者。

2. 评价的方法　包括询问、检查、行为观察和问卷调查等。

3. 评价的指标　包括：①疾病健康知识知晓率。②自我管理的临床结果和指标结果。③患者的满意度。④行为结果，如对患者是否执行戒烟、合理膳食、规律运动、限制饮酒、自我减压等行为进行评价。

项目三　常见慢性病的社区管理与护理

案例导入

王先生，52岁，某公司领导，体重超重，工作中经常有应酬，发现高血压1

年，降压治疗时断时续，血压时高时低，近几天感觉头痛、头晕、失眠、乏力，体检：血压 170/120mmHg，心电图及 B 超检查结果正常，诊断为高血压。

问题：1. 根据王先生目前的情况，作为社区护士应如何对其进行社区管理？

2. 如何对王先生的高血压进行社区护理和健康指导？

一、高血压的社区管理与护理

高血压是指以体循环动脉血压升高（收缩压和 / 或舒张压的慢性升高）为主要表现的综合征。在临床上，根据其病因的不同又分为原发性高血压和继发性高血压，下面涉及的主要是原发性高血压。

（一）流行病学

我国人群高血压患病率呈明显上升趋势。目前我国约有 2 亿高血压患者，每 10 个成年人中有 2 人患高血压。我国人群高血压流行有两个比较明显的特点：从南方到北方，高血压患病率递增；不同民族之间高血压患病率存在一些差异。高钠、低钾膳食是大多数高血压患者发病的主要危险因素之一。超重和肥胖将成为高血压患病率增长的又一重要危险因素。我国高血压患者总体的知晓率、治疗率和控制率明显较低，分别低于 50%、40% 和 10%。

（二）危险因素

1. 不可改变因素　遗传、年龄和性别是高血压不可改变的危险因素。高血压发病以多基因遗传为主，有较明显的家族聚集性；随年龄增长而升高；男性高于女性。

2. 可改变因素　体重超重和肥胖，高钠、低钾的饮食习惯，过量饮酒，吸烟，缺少运动，神经、精神因素等。

（1）体重因素　超重、肥胖者高血压患病率较体重正常者要高 2 ～ 4 倍。体重指数偏高是血压升高的独立危险因素，对肥胖者和体重过重的人，减肥可降低血压。

（2）饮食因素　食盐摄入与高血压的发生密切相关，高钠摄入可使血压升高，而低钠饮食可降低血压。世界卫生组织发布的健康成年人的钠盐摄入标准是每人每天 5g，每人每天食盐平均摄入量增加 2g，收缩压和舒张压分别升高 2.0mmHg 和 1.2mmHg。此外，钾、钙和镁摄入量过低、优质蛋白质摄入不足，也被认为是使血压升高的因素之一。摄入过多的饱和脂肪酸，即不饱和脂肪酸和饱和脂肪酸的比值降低，也会使血压升高。

（3）吸烟　烟草中的尼古丁等有害物质进入血液后会使周围血管收缩，致使血压升高。长期大量吸烟，可以引起小动脉持续收缩，时间一久，小动脉的动脉壁上的平滑肌就会变性，损害血管内膜，使小动脉的血管壁增厚，引起全身小动脉硬化。高血压患者大量吸烟，则导致心脏病及因心脏病致死的危险性大大增加。

（4）饮酒　饮酒和心血管病的关系，近年来已经受到重视。少量喝一些红酒可能有预防冠心病的作用，但长期中度（每天饮酒 50mL）以上的饮酒则对血压有不良影响。长期饮白酒每天 50mL 以上，是高血压发病的危险因素。酒精还可使高血压患者对降压药物的敏感性下降。

（5）缺少运动　运动不仅可使收缩压和舒张压下降（6～7mmHg），且对减轻体重、增强体力、降低胰岛素抵抗有利。

（6）精神因素　紧张可引起血压上升、心跳加快、头部和肌肉血液供应增加，内脏血液供应减少，若过于强烈持久或反复发作，可导致心血管系统的功能性和器质性病理损害。

3. 中间危险因素　即伴随疾病，如血脂异常、血糖异常、胰岛素抵抗和服用避孕药等。

（三）临床概要

根据 1999 年世界卫生组织和国际高血压学会（WHO/ISH）高血压治疗指南，成人在未服用抗高血压药物的情况下，不同日 3 次测量血压，收缩压≥140mmHg 和（或）舒张压≥90mmHg，同时，排除由其他疾病导致的继发性高血压，即可诊断为高血压。高血压的分类标准见表7–1。

表7–1　血压水平的定义和分级（WHO/ISH，1999 年）

类别	收缩压（mmHg）		舒张压（mmHg）
理想血压	＜120	和	＜80
正常血压	＜130	和	＜85
正常高值	130～139	或	85～89
1 级高血压（轻度）	140～159	或	90～99
亚组：临界高血压	140～149	或	90～94
2 级高血压（中度）	160～179	或	100～109
3 级高血压（重度）	≥180	或	≥110
单纯收缩期高血压	≥140	和	＜90
亚组：临界收缩期高血压	140～149	和	＜90

注：当收缩压和舒张压分属于不同分级时，以较高的级别作为标准。

高血压的主要危害是持续血压升高所致的重要组织器官损害。95% 的原发性高血压起病隐匿，病情发展缓慢，早期常无任何症状，易在精神紧张、情绪波动或劳累后血压升高，去除病因或休息后血压能降至正常。随着病情的发展，高血压经休息不能转为正常，需要服降压药治疗。早期高血压患者可表现出头痛、头晕、耳鸣、心悸、眼花、注意力不集中、记忆力减退、手脚麻木、疲乏无力、易烦躁等症状。后期血压常持续在较高水平，并伴有脑、心、肾等靶器官受损的表现。

（四）社区管理

2010年《中国高血压防治指南》指出，社区高血压的防治要采取面对全人群、高血压易患（高危）人群和患者的综合防治策略，采用一级预防、二级预防、三级预防相结合的综合一体化的干预措施，并制订了社区高血压防治操作流程，见图7-1。

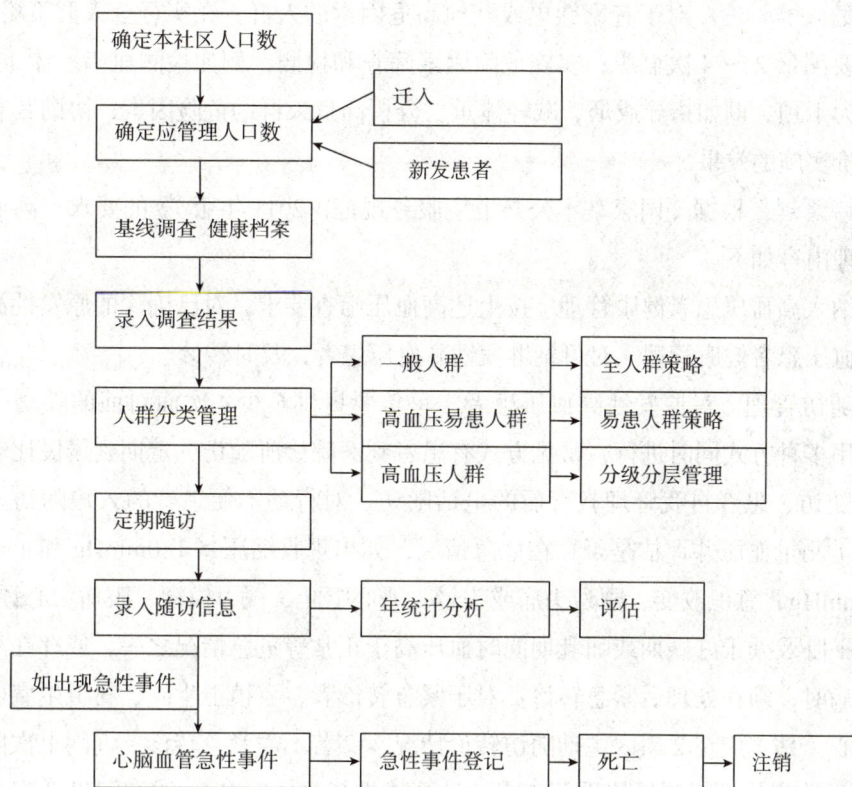

图 7-1　社区高血压防治操作流程

1. 全人群管理　主要采用健康促进的理论，强调政策发展和环境支持，定期举办健康知识讲座，利用宣传栏、黑板报、文字宣传材料对社区人群开展多种形式的高血压防治的宣传和教育，提高自我保健意识和防护能力。提倡健康生活方式，特别是强调减少钠盐的摄入和控制体重。对社区居民进行高血压筛查，重视高血压的早期检出。社区高血压患者的筛查有以下途径。

（1）建立健康档案　社区建立居民健康档案，档案的基本内容包括个人一般情况、家族史、现病史、生活方式等。将健康档案与社区的常规诊疗信息系统连接起来，开展持续性的保健服务。

（2）体检　通过体检的方式发现高血压患者。

（3）门诊就诊　要求对辖区内35岁及以上常住居民，每年在其第一次到乡镇卫生院、村卫生室、社区卫生服务中心（站）就诊时为其测量血压。对第一次发现收缩压≥140mmHg和（或）舒张压≥90mmHg的居民在去除可能引起血压升高的因素后，预约其复查，患者在安静、清醒、未服降压药的情况下，3次非同日检查血压高于正常，可初步诊断为高血压。

（4）家庭自测血压　自我测量血压，鼓励子女为父母测量血压，以及时发现高血压。

2. 高危人群管理　对于有家族史或其他高危因素的人群，在实行全人群策略基础上，每年至少要测量2～4次血压；实施危险因素筛查和检测，例如检测血脂、体重指数等；应开展行为干预，例如指导戒烟、减轻体重。分析高危人群的危险因素，协助其制订干预方案，评价实施的效果。

3. 患者管理　根据《国家基本公共卫生服务规范（2011年版）》的要求，高血压患者的社区管理内容如下。

（1）纳入高血压患者健康管理　按上述高血压筛查要求，对已确诊的原发性高血压患者纳入高血压患者健康管理。对可疑继发性高血压患者，及时转诊。

（2）随访管理　对原发性高血压患者，每年要提供至少4次面对面的随访，随访的方式可采用多种方式同时进行，常见方式有患者到医院诊所随访、定期到居民比较集中的社区站点随访、患者自我管理教育后的电话随访、对行动不便患者的入户随访。随访内容包括：①测量血压并评估是否存在危急情况，如出现收缩压≥180mmHg和（或）舒张压≥110mmHg，意识改变、剧烈头痛或头晕、恶心呕吐、视力模糊、眼痛、心悸、胸闷、喘憋不能平卧及处于妊娠期或哺乳期同时血压高于正常等危急情况之一，或存在不能处理的其他疾病时，须在处理后紧急转诊。对于紧急转诊者，乡镇卫生院、村卫生室、社区卫生服务中心（站）应在2周内主动随访转诊情况。②若不需紧急转诊，询问上次随访到此次随访期间的症状。③测量体重、心率，计算体重指数（BMI）。④询问患者疾病情况和生活方式，包括心脑血管疾病、糖尿病、吸烟、饮酒、运动、摄盐情况等。⑤了解患者服药情况。

（3）分类干预　包括：①对血压控制满意（收缩压＜140且舒张压＜90mmHg）、无药物不良反应、无新发并发症或原有并发症无加重的患者，预约下一次随访时间。②对第一次出现血压控制不满意，即收缩压≥140mmHg和（或）舒张压≥90mmHg，或出现药物不良反应的患者，结合其服药依从性，必要时增加现用药物剂量、更换或增加不同类的降压药物，2周内随访。③对连续两次出现血压控制不满意或药物不良反应难以控制，以及出现新的并发症或原有并发症加重的患者，建议其转诊到上级医院，2周内主动随访转诊情况。④对所有的患者进行有针对性的健康教育，与患者一起制订生活方式改进目标，并在下一次随访时评估进展，告诉患者出现哪些异常时应立即就诊。分类干预服务流程见图 7-2。

（4）健康体检　对原发性高血压患者，每年进行 1 次较全面的健康检查，可与随访相结合。其内容包括体温、脉搏、呼吸、血压、身高、体重、腰围、皮肤、浅表淋巴结、心脏、肺部、腹部等常规体格检查，并对口腔、视力、听力和运动功能等进行粗测判断。

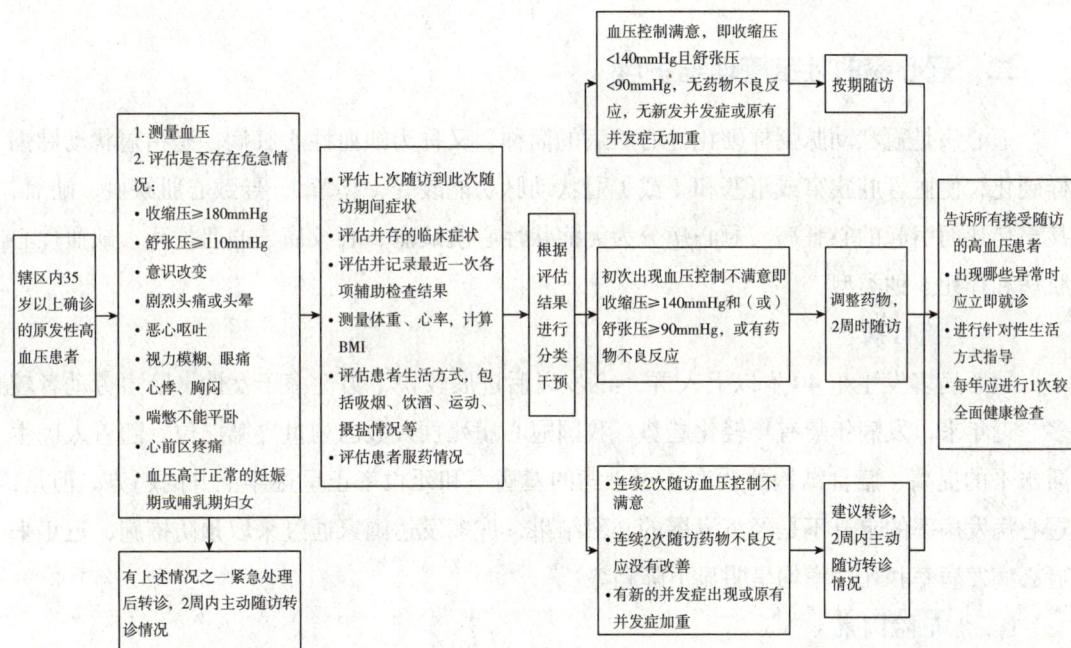

图 7-2　高血压患者随访流程图

（五）社区护理

高血压患者的护理，除必要的血压控制外，更需要系统的健康教育，使患者能够从心理、营养、运动、生活方式等方面重新获得正常或接近正常的生活状态。

1. 指导患者监测血压　血压测量要做到"四定"，即定时间、定部位、定体位、定血压计；选用比较好的测压方法，即在血压高峰时测量，以确保血压是真实的。

2. 指导患者的饮食　饮食要做到"三低"（低盐、低脂、低胆固醇）和"三高"（高钾、高钙、高维生素）。盐的摄入量应控制在每日 5g 以内，均衡膳食，坚持食物多样、谷类为主的原则，将体重指数保持在 20～24。

3. 药物依从性指导　对于高血压患者，除坚持健康的生活方式外，遵医嘱服药也非常重要。高血压患者服药依从性差的原因：老年人记忆力减退，经常忘记服降压药；无头晕、头痛等不适，自认为高血压好转而自行停药；自认为体育锻炼可降低血压，无需再服药；自认为"是药三分毒"，要尽量不吃或少吃降压药；自认为随着年龄增长血压会自然升高，无需再服药；自认为夏天血管舒展，血压自然会降低，可以停药；服药后出现干咳、乏力、水肿等不适而停药。因此，社区护理人员应根据不同情况，有针对性地对患者进行健康知识教育，提高高血压患者服药的依从性。

4. 做好心理护理　高血压患者心理健康与否将决定治疗与康复的成败。心理护理是非药物治疗中十分重要的内容，主要有支持性心理治疗、情绪治疗、松弛疗法、音乐疗法等。

二、冠心病的社区管理与护理

冠心病是冠状动脉粥样硬化性心脏病的简称，又称为缺血性心脏病，是指冠状动脉粥样硬化，使血管腔狭窄或阻塞和（或）冠状动脉功能改变（痉挛），导致心肌缺血、缺氧，甚至坏死而引起的心脏病。冠心病分为无症状性心肌缺血、心绞痛、心肌梗死、缺血性心肌病和猝死 5 种类型。

（一）流行病学

冠心病多发生于 40 岁以上人群，49 岁以后进展较快，男性多于女性，脑力劳动者较多。近年来，发病年龄有年轻化趋势。我国冠心病死亡人数已列世界第二位。随着人民生活水平的提高、膳食结构的改变，冠心病的发病率和死亡率正呈逐年上升的趋势。但是，冠心病发病率的上升不是经济发展的必然结果，许多发达国家通过采取预防措施，近年来冠心病发病率和死亡率均呈明显下降趋势。

（二）危险因素

冠心病的主要病因是冠状动脉粥样硬化。促使动脉粥样硬化的因素很多，主要的危险因素包括以下两大方面。

1. 可改变的危险因素

（1）血脂异常　目前认为与冠状动脉粥样硬化形成关系密切的血脂异常包括高胆固醇血症、高甘油三酯血症、低密度和极低密度脂蛋白升高、高密度脂蛋白降低。

（2）高血压　高血压与冠心病的发病密切相关，冠状动脉粥样硬化患者中 60%～70% 有高血压，高血压患者患冠心病较血压正常者高 3～4 倍。

（3）糖尿病　由于糖尿病患者多伴有血脂代谢紊乱，同时高血糖对动脉血管内膜的损伤、凝血因子Ⅷ增高、血小板黏附增加，使动脉硬化发病率明显增加。冠心病是糖尿病的重要并发症，糖尿病患者中粥样硬化发生较早并更为常见。

（4）吸烟　本病的发病率和病死率吸烟者比不吸烟者高 2～6 倍，且与每日吸烟的支数成正比。主要由于吸烟可造成动脉壁氧含量不足，促进动脉硬化的形成；烟草中的尼古丁可使心率加快，心肌耗氧量增加，外围血管和冠状动脉收缩，并使血压升高；还可以使血液中一氧化碳浓度升高，导致血液携氧能力下降，诱发和加重动脉粥样硬化。被动吸烟也是冠心病的危险因素。

（5）体力活动减少　缺乏运动常与肥胖、血中高密度脂蛋白减少有关。不同职业的发病率回顾性研究表明，久坐的职业人员与积极活动的职业相比，冠心病的危险增加 1.9 倍。从事中等度体力活动的人冠心病的死亡率比活动少的人降低 1/3。

（6）肥胖　肥胖多并发血脂异常、高血压等。体重超过标准体重的 20% 者易患冠心病，尤其是短期内体重明显增加者。

（7）饮食习惯　胆固醇、动物脂肪、饱和脂肪酸及热量摄入过多而体力活动较少的人易发生营养过剩，导致肥胖，使冠心病发病率升高。

（8）性格和社会心理因素　研究表明，A 型性格与冠心病的发生有直接关系，并与长期焦虑、性情急躁、争胜心和竞争性强、不善于劳逸结合等社会心理因素有关。

2. 不可改变的危险因素

（1）年龄　任何年龄均可发生，但 40 岁以上的中老年人多见，49 岁以后进展较快。致死性心肌梗死患者中约 4/5 是 65 岁以上的老年人。

（2）性别　男性多于女性，男性的冠心病死亡率为女性的 2 倍，但女性绝经后发病率与男性相同。

（3）遗传　动脉粥样硬化有家族聚集倾向，具有早发冠心病家族史（男 60 岁前，女 50 岁前）的子女易患冠心病。

（三）临床概要

1. 疼痛

主要表现为发作性胸痛或胸部不适。疼痛多位于胸骨中、上段，可波及心前区或放射至左肩部，疼痛可表现为压榨性紧缩、发闷感，有时可呈窒息样且伴有濒死感。心绞痛持续时间多为 3～5 分钟，一般不超过 15 分钟，休息或服硝酸甘油可缓解；心肌梗死表现为胸痛症状持久而严重，休息和服硝酸甘油不能缓解。

2. 心律失常

见于 75%～95% 的患者，多发生在起病 1～2 天内，尤以 24 小时内最多见，可伴乏力、头晕、昏厥等症状。以室性心律失常最多，尤其是室性期前收缩。前壁心肌梗死易发生室性心律失常，下壁心肌梗死易发生房室传导阻滞，这些都是急性心肌梗死患者死亡的主要原因。

3. 心力衰竭

发生率为 32%～48%。主要是急性左心衰竭，可发生于最初几天内，或在疼痛、休克好转阶段出现。患者突然出现呼吸困难、咳嗽、发绀、烦躁等，严重者可发生肺水肿，随后可发生右心衰竭表现。

4. 低血压和休克

心肌梗死多在起病后数小时至 1 周内出现，疼痛期引起的血压常下降，休克的发生率为 20% 左右，主要为心源性休克，为心肌广泛（40% 以上）坏死，心排血量急剧下降所致。若疼痛缓解而收缩压仍低于 80mmHg，烦躁不安，面色苍白，皮肤湿冷，脉搏细数，大汗淋漓，尿量减少（少于 20mL/h），神志迟钝，甚至昏厥者，则为休克表现。

（四）社区管理

1. 健康人群的保健管理　冠心病的一级预防是控制和消除产生冠心病的危险因素，具体措施包括以下几方面。

（1）筛查高危人群　通过体检、门诊检查等找出人群中有危险因素的个体，如高血压、高血脂、糖尿病、长期吸烟和体重超重者。针对危险因素，通过药物和非药物方法控制高血压、高血脂、高血糖。体重超重的人要增加体力活动，改善饮食结构，减轻体重。

（2）预防冠心病　要从儿童、青少年入手，培养良好的生活习惯，坚持运动，合理膳食，不吸烟，不酗酒，防止肥胖及高血脂；在成人中宣传吸烟对人体的危害，做到不吸烟或主动戒烟。避免长期精神紧张，情绪过分激动。

2. 高危人群管理　采取二级预防可早期发现、早期干预，从而有效地阻止病变的发展。

（1）冠心病患者的自我预警　凡突发上腹或胸部疼痛、心慌、胸闷、气短、气促、疲乏、精神不振、烦躁及头晕等症状，应及时就医。

（2）定期体检筛查　对于有高血压、高血脂、高血糖、长期吸烟、体重超重及冠心病家族史者，应每年体检一次，以便及时发现冠心病患者。体检内容包括血压、血脂、血糖、心肌酶及心电图。

3. 患者管理　对于社区的急性期冠心病患者，社区医护人员应快速识别并负责把患者转到有条件治疗的医院。对确诊为冠心病的患者应进行规范的社区管理，目的是预防患者发生心肌梗死等严重的心血管事件。根据患者的临床诊断及状况，对于不同类别的患者，应采取不同的社区管理策略。

（1）慢性稳定性心绞痛患者　每隔4～12个月随访一次，进行健康评估，包括心绞痛发作的频率和严重程度、当前所使用的药物、体格检查情况、血糖血脂情况、心功能及体力活动水平、患者的生活方式等。建议患者在治疗的第一年每隔3～6个月或需要时进行心电图、肾功能、肝功能、血糖等的监测，以后每年一次。

（2）经皮冠状动脉重建术后患者　随访管理内容包括观测患者的心绞痛发作情况，术后6个月复查心电图，每月一次观察抗血小板聚集药物如阿司匹林的使用情况及作用。

（3）冠状动脉搭桥术后患者　随访观察患者心绞痛发作的情况、活动能力、有无呼吸困难，提醒患者进行专科复诊，监测药物使用情况。

（4）冠心病合并慢性心力衰竭患者　每隔1～3个月随访一次，评估患者完成日常生活的能力和期望达到的运动能力、指导生活方式和运动，如饮食、饮酒、吸烟等，定期复查心电图、胸部X线检查及超声心动图。

（五）社区护理

1. 居住环境 应安静舒适，温湿度适宜，通风良好，空气新鲜。

2. 饮食 应注意"四低二高"即低脂肪、低糖、低盐、低热量、高维生素、高纤维素，多吃水果蔬菜，建立规律的饮食习惯，定时定量饮食，避免暴饮暴食，禁忌烟酒、咖啡等。

3. 保持大便通畅 应注意每日食物中纤维素的含量，适度饮水，平时注意及时治疗便秘，保持大便通畅，如厕最好使用坐式马桶，避免用力排便诱发心绞痛。

4. 清洁卫生 指导患者洗澡时水温不宜过高或过低，一般水温应保持在 38 ～ 40℃，洗澡时间以不超过 30 分钟为宜，以免增加心脏负担。根据天气变化增减衣物，预防各种感冒。

5. 服药指导 冠心病患者一定要按时服药，药物要放在固定位置，以便在紧急情况下迅速找到，注意硝酸甘油避光保存。外出应随身携带硝酸甘油，心绞痛或心肌梗死发作时，就地休息、服药，及时就医。患者还应随身携带急救卡。

6. 识别非典型症状 教会患者及家属识别心绞痛和心肌梗死发作的非典型性症状，例如腹部疼痛和不适。对老年人或有高血压、糖尿病、心脏病家族史的人，若出现不明原因、不寻常的腹部疼痛和不适，持续 20 ～ 30 分钟，应考虑是否为心脏病发作。

三、脑卒中的社区管理与护理

脑卒中（cerebrovascular disease，CVD）是各种病因使脑血管发生病变而导致脑部神经功能受损的一组疾病，亦称中风、脑血管疾病或脑血管意外。按病变性质将脑血管疾病分为出血性脑血管病和缺血性脑血管病，前者包括脑出血和蛛网膜下腔出血，后者包括短暂性脑缺血发作、脑梗死（脑血栓形成、脑栓塞、腔隙性脑梗死）。临床上以脑血栓形成最常见，以脑出血病情最严重，是社区常见病、多发病，死亡率和致残率均高，严重危害人们的健康。本病与心脏病、恶性肿瘤构成人类的三大致死疾病。

（一）流行病学

我国目前有脑卒中患者 700 万人，每年有 150 万人新发脑卒中。我国该病的发病率为（120 ～ 128）/10 万，死亡率为（60 ～ 120）/10 万。与其他国家相比，中国脑血管病有两个比较大的特点：一是欧美国家发病率在降低，中国还在持续上升；二是中国脑血管病的复发率位居世界前列。脑卒中死亡率占我国居民死因第二位，仅次于恶性肿瘤。脑卒中也是重要的严重的致残疾病，据统计在存活的脑血管疾病患者中 3/4 有不同程度的劳动力丧失，其中重度致残占 40% 以上，给社会和家庭带来极大的负担。

（二）危险因素

我国近年来在城市和农村广泛进行神经流行病学调查和病例对照分析，对脑血管疾病的危险因素获得了进一步的了解，共有两类危险因素。

1. 不可干预因素 如高龄、性别、卒中家庭史等。

2. 可干预因素

（1）高血压 是最重要的、独立的危险因素，无论是收缩压或舒张压，两者的升高都与脑血管疾病的发生率呈正比。高血压对于出血性和缺血性脑血管疾病都是重要的发病原因。

（2）心脏病 是世界公认的脑血管疾病危险因素，如心脏瓣膜病、冠心病、高血压心脏病、心律失常、心力衰竭等。心脏病诱发脑血管疾病的原因：心源性栓子脱落，发生脑栓塞；在动脉硬化及心脏病的基础上，血流动力学及血液黏稠度的改变易诱发脑血栓形成。

（3）糖尿病 是缺血性脑血管疾病的主要危险因素。主要是长时间的糖尿病可引起人体大血管发生动脉粥样硬化及微血管病变，又可使血液凝固性和血液黏稠度增加，因而易形成脑血栓。

（4）高胆固醇和高脂血症 高脂血症可增加血液黏稠度，加速脑动脉硬化的发生。高胆固醇血症，特别是低密度脂蛋白（LDL）水平增加与缺血性脑血管疾病的发生有关。

（5）短暂性脑缺血发作（TIA） TIA是各种脑血管疾病特别是缺血性脑血管疾病的危险因素。患者TIA发生越频繁，发生脑血管疾病的危险率越高。

（6）吸烟与饮酒 吸烟可提高血浆纤维蛋白原的含量，增加血液黏稠度及血管壁的损伤；尼古丁刺激交感神经使血管收缩，血压升高；脑血管疾病的危险性与吸烟量及持续时间有关。酗酒可引起血压升高，酗酒者脑血管疾病的发病率是一般人的4～5倍，特别是可增加出血性脑血管疾病的危险。

（7）其他因素 包括体力活动减少，饮食（高盐、高脂、高胆固醇）、肥胖、药物滥用及社会心理因素等。

（三）临床概要

1. 先兆症状 大约60%以上患者在发病之前数小时至1个月内可能出现先兆症状，如脸部、手臂或腿部麻木，尤其是身体单侧；说话困难或理解困难；单眼或双眼视力出现问题，视物不清；行走困难，头晕眼花，失去平衡或协调能力；不明原因的剧烈头痛等。

2. 出血性脑卒中 脑出血多突然发病，症状在数分钟至数小时内达高峰，多有血压明显升高，常有头痛、呕吐、肢体瘫痪、失语和意识障碍。临床表现轻重主要取决于出血量和出血部位。蛛网膜下腔出血时突发头部剧烈胀痛或炸裂样痛，位于前额、枕部或全头部，常伴恶心、喷射状呕吐。50%的患者发病时有短暂的意识障碍或烦躁、谵妄等精神症状，脑膜刺激征。

3. 缺血性脑卒中 脑血栓形成的患者多在安静状态下发病，发病较缓，有先兆症状，意识清楚，偏瘫，失语，症状和体征因受累血管不同而不同。脑栓塞的患者有心梗等病史，发病急、偏瘫、短暂意识丧失、肢体抽搐。

（四）社区管理

1. 健康人群保健管理 对健康人群的管理重点是防止和减少脑卒中危险因素的发生。在社区进行健康教育和健康管理，加强对高危致病因素的干预，以降低疾病的发病率为最终目的。主要包括通过改变居民不健康的行为和生活方式来预防高血压的发生，提倡合理的膳食结构，控制血脂及体重，戒烟限酒及适度的体育锻炼等。

2. 高危人群管理 对高危人群的管理，如具有脑卒中危险因素，但未合并其他慢性病者，要加强脑血管疾病危险因素的监测。主要监测内容为血压、血糖、血脂、暂时性脑缺血发作和危险因素控制。通过监测，争取做到早期发现，及早采取有效的干预措施，避免脑卒中的发生。脑卒中患者的家属也应被纳入高危人群进行管理，尤其是已患有高血压、糖尿病、高血脂的家属，应与患者同步管理，并加强脑血管疾病的预防措施。

3. 患者管理 目的是避免疾病复发、防止病情发展和积极开展功能康复，提高生活质量。

（1）登记建档 在社区建立脑卒中患者登记制度，并同时建立健康档案。

（2）正确处理急性发作者 脑卒中的急性期治疗涉及脑卒中的现场识别、呼叫急救系统、患者转运及到达有治疗脑卒中的中心医院后的临床检查、决策及用药等。社区医护人员的主要任务是快速识别和转运，现场不要停留太长时间，大多数脑卒中患者在社区医院是不可能完成急性期治疗的，早期的时间是关键。现场识别是社区医护人员在脑卒中急性期承担的第一项任务，应了解脑卒中常见症状，识别之后呼叫120，急救中心到达现场进行简单识别和处理后，与社区医护人员一起把患者转移到上级医院。

（3）建立双向转诊制度 社区医院应与有条件治疗脑卒中的医院建立双向转诊合作系统。对怀疑脑卒中复发的患者及时转入上级医院进一步治疗，为患者赢得抢救时间，最大限度地提高治愈率，减少致残率和降低死亡率。

当患者有脑卒中先兆征象时应及时转入上级医院：①一侧面部或上、下肢突然感到麻木、无力、口角歪斜、流口水。②突然说话困难，或听不懂别人说话。③短暂性视力障碍，一过性黑蒙，视物模糊。④突然眩晕，不能站立。⑤突发对新近发生的事情遗忘。⑥出现难以忍受的头痛，症状逐渐加重呈持续性或伴有恶心呕吐者。

在对脑卒中患者从社区往上级医院转诊过程中应注意观测患者的生命体征，快速转运，并提前通知上级医院做好接诊准备。而脑卒中患者病情稳定后，又应继续转到社区医院进一步进行规范化管理。

（4）减少后遗症和并发症的发生 具体方法是对疾病后造成的残疾积极开展功能康复，同时避免原发病的复发。针对脑卒中后遗症致残患者功能障碍的情况采取现代和传统的康复技术进行康复训练，如针灸、推拿、物理治疗等。以康复机构为指导、社区为基础、家庭为依托，有计划地帮助脑卒中残疾患者进行康复训练，以恢复或补偿功能，增强其参与社会生活的能力，提高生活质量。通过健康教育使患者尽快稳定情绪，并明确脑卒中的管理目标，能主动配合治疗与护理，家庭成员能够提供预防脑卒中并发症的护理措施。

（五）社区护理

脑血管疾病病程长，治疗效果差，恢复慢，并发症多，在家中除用药物治疗外，还需加强护理。

1. 发病时的家庭救护　保持心脏功能，尽快清除患者口鼻中的黏液、呕吐物，昏迷患者头偏向一侧以保持呼吸道通畅。搬运患者时，卧位者不要坐起或站立，住楼房的患者在搬动时应注意头部向上，以减少脑部充血。

2. 康复护理　到患者家中进行康复护理。指导照顾者帮助患者被动运动，协助患者练习床上翻身、床上坐起、床边行走、室内行走及一些小关节的精细运动。与患者、照顾者一起制订康复护理计划，使患者主动活动和被动活动相结合，床上锻炼和下地锻炼相结合，全身锻炼和局部锻炼相结合。身体条件允许的患者可以到社区医院的康复训练室，在专业康复师的指导下，进行康复训练。

3. 居家环境的评估　社区护士在对脑卒中患者进行家庭访视时，要注意评估患者的居住环境，居室内是否有不利于患者活动的障碍物或可能导致患者受伤的隐患。例如，门槛可能会绊倒患者，也不方便轮椅的出入；带轮子的桌椅可能会使患者摔倒；蹲式厕所不利于患者自己处理排泄问题等。护士应指导家属进行必要的改造，以方便患者的活动，保障患者的安全。

4. 并发症的预防　脑卒中的患者由于长期卧床，容易出现压疮、泌尿系感染、肺炎、便秘等并发症。护士在家庭访视时要注意观察患者有无并发症的早期表现，指导照顾者掌握预防并发症的护理要点及方法。例如，不能下床的患者应经常扶起来坐一坐，轻轻拍打后背，促进两侧肺底的血液循环，预防坠积性肺炎。患者容易发生排尿障碍，应多饮水。预防压疮，要给患者经常翻身，按摩受压部位等。护士还应经常检查照顾者的工作，发现问题及时予以纠正。

5. 重视患者的心理问题　脑卒中患者由于自理能力受限，病程较长，容易对治疗产生急躁情绪，或失去信心。护士应让患者参与康复护理计划的制订，所提目标要切合实际，不要过高，以免影响患者的情绪。当患者取得进步时，要及时鼓励。

四、糖尿病的社区管理与护理

糖尿病是由遗传和环境因素相互作用而引起的一组以慢性高血糖为特征的代谢异常

综合征。典型症状有多饮、多尿、多食及消瘦等。该病对人们的生命和健康已构成严重威胁，是继心脑血管疾病、肿瘤之后第三位"健康杀手"。

1997年，以美国糖尿病协会（ADA）为代表，对1980年国际通用WHO提出的分类标准进行修改并建议将糖尿病分为四大类型：1型糖尿病、2型糖尿病、其他特殊类型糖尿病和妊娠糖尿病。其中1型糖尿病占5%～10%；临床上最常见的是2型糖尿病，占90%～95%；其他类型糖尿病仅占不足1%；妊娠糖尿病患者分娩后可恢复，但大部分患者以后可发展为2型糖尿病。

（一）流行病学

随着世界各国社会经济的发展和居民生活水平的提高，糖尿病的发病率和患病率逐渐上升，已成为威胁人类健康的重大问题。随着糖尿病患者的增加，各种并发症成为糖尿病患者致残和死亡的主要原因，糖尿病患者并发冠心病者比非糖尿病患者高出2～3倍，并发脑卒中者高出4～10倍，因糖尿病肾病致尿毒症者高17倍，因糖尿病下肢血管病变截肢者高20倍，因糖尿病视网膜病变致盲者高25倍。因此，加强糖尿病的防治，降低发病率、减少并发症，是目前卫生保健工作的一项迫切任务。

知 识 链 接

糖尿病的发病

据WHO 1997年报告，1995年全世界已诊断糖尿病患者约1.35亿。估计目前有糖尿病患者约1.48亿，预计到2025年将达到3亿，新增加的主要是2型糖尿病患者，特别是在中国、印度及非洲的一些发展中国家。

我国糖尿病患病率也逐年上升，近年增长速度加快，成人患病率为2.6%，估计全国糖尿病现患人数2000多万。与1996年糖尿病抽样调查资料相比，大城市20岁以上人群糖尿病患病率由4.6%上升到6.4%，血糖总体控制情况差，慢性并发症也较重。我国糖尿病还具有以下特点：发病年龄年轻化；血糖升高，但未达到糖尿病诊断标准者大量存在；各地发病状况差异大；农村城市化，糖尿病患病率增加。

（二）危险因素

糖尿病的病因和发病机制尚未完全清楚，目前公认与遗传、自身免疫和环境因素有关，临床上以2型糖尿病最多见，2型糖尿病的发病尤其与以下危险因素有关。

1. 遗传因素 在糖尿病的病因中占重要地位，特别是2型糖尿病通常表现有遗传家族聚集性。美国卫生和营养调查发现，约35%的2型糖尿病患者的双亲，有1或2个患有糖尿病，糖耐量减低中有 27% 的双亲中有 1 或 2 个患有糖尿病。

2. 肥胖 是 2 型糖尿病的一个重要危险因素。肥胖者胰岛素受体减少，对胰岛素的敏感性减弱。患病与肥胖的程度和肥胖的类型有密切的关系。特别是中心性肥胖或称腹型、内脏型、苹果型肥胖与糖尿病和心脑血管疾病发生的关系尤其密切。

3. 总热量摄入过多和（或）体力活动减少 在发展中国家，由于经济的快速发展、人民生活水平的不断提高，营养过剩，体力活动明显减少，超重和肥胖者越来越多，这是 2 型糖尿病患病的重要危险因素。

4. 人口老龄化 约 50% 的 2 型糖尿病患者多在 55 岁以后发病，年龄越大患糖尿病的机会越大。由于经济的发展、生活水平的提高、医疗条件的改善，使人均寿命延长，许多国家逐步进入老年社会，这也是糖尿病患病率升高的因素。

5. 其他 临床流行病学调查表明，糖耐量（IGT）降低、空腹血糖调节受损（IFG）、原发性高血压、高脂血症、吸烟、妊娠妇女和宫内营养不良出生低体重的人群都是 2 型糖尿病的高危人群。

（三）临床概要

糖尿病多起病缓慢，逐渐进展。临床特征主要表现为两大方面：一是糖、脂肪和蛋白质代谢紊乱症候群；二是器官并发症和功能障碍。

1. 慢性代谢紊乱 部分患者有典型的"三多一少"症状（即多饮、多食、多尿、体重减轻）。2 型糖尿病患者症状多不明显，若出现典型的"三多一少"症状常提示发病已达 5 ~ 10 年并可能合并有不同程度的并发症。

2. 急性代谢紊乱 酮症酸中毒最常见。1 型糖尿病有自发酮症酸中毒的倾向，2 型糖尿病患者常在一些应激情况下发生，常见的有感染、手术、外伤等。临床表现：多尿、多饮和乏力症状加重；随后出现食欲减退、恶心、呕吐、尿量增多，此外伴有头痛、嗜睡、呼吸加深加快（Kussmaul 呼吸）、呼吸中有丙酮味（烂苹果味）；病情进一步发展，出现严重脱水现象，尿少、皮肤干燥、弹性差、眼球下陷、脉细速、血压下降，甚至昏迷、死亡。高渗性非酮症糖尿病昏迷，虽然较少见，但死亡率高，多见于 50 ~ 70 岁的老人。约 2/3 患者于发病前无糖尿病史或仅有轻症。

3. 慢性器官功能障碍 患者可有眼、肾、神经、血管并发症及器官功能障碍的表现。糖尿病的慢性并发症有大血管病变、微血管病变。大血管病变主要累及大、中动脉，引起冠心病、脑血管病、肾动脉硬化、下肢动脉硬化等。微血管病变主要引起糖尿病肾病、视网膜病变和神经病变。慢性并发症是糖尿病的主要致残和致死原因。另外，继发于神经病变、下肢血管病变和感染等因素的糖尿病足可致残，严重影响糖尿病患者的生活质量。

4. 感染 糖尿病患者容易发生感染，如皮肤疖痈等化脓性感染很常见，有时可引起败血症，泌尿系统感染以肾盂肾炎、膀胱炎为多见。肺结核发病率亦高，病变以渗出性为主，其进展快且易形成空洞。发生这些感染就诊时可发现糖尿病。

5. 无任何症状 有部分患者无任何症状，往往在常规体检、手术前及妊娠等常规化验中被发现。另外，糖尿病流行病学调查表明，至少约一半糖尿病患者无任何症状，仅在检测血糖后确诊。

（四）社区管理

糖尿病的有效控制应包括旨在减少糖尿病发病率的一级预防，以早发现、早诊断和早治疗为主要内容的二级预防，以及减少糖尿病并发症的三级预防。

1. 健康人群保健管理 以一级预防为主，目的是纠正可控制的糖尿病危险因素，预防糖尿病的发生，降低糖尿病的发病率。通过健康教育和健康促进手段，提高全社会对糖尿病危害的认识。提倡健康的生活方式，加强体育锻炼和体力活动。注意蛋白质、脂肪和碳水化合物摄入的比例，多吃蔬菜和水果，戒烟限酒，限盐，防止能量过度摄入，预防和控制肥胖。定期体检，一旦发现有糖耐量异常或空腹血糖异常，及早实施干预。

2. 高危人群管理 社区内具有家族遗传史、不良生活习惯、肥胖、病毒感染、多次妊娠和有精神压力等危险因素的人群视为高危人群。针对高危人群，以一级、二级预防为主。

（1）加强体检和筛查 通过体检和筛查血糖，尽早检出糖尿病。一旦发现有糖耐量受损（IGT）或空腹血糖受损（IFG），应及早进行生活方式干预，如减少主食摄入、增加运动时间、减轻体重等，以降低糖尿病的发病率。

（2）开展糖尿病教育 强调体重在正常范围的重要性，防止摄入能量过多，避免肥胖；鼓励参加体育活动和锻炼，宣传情绪和心理状态与糖尿病的关系及糖尿病的各种危险因素等，使人们认识到糖尿病是终身疾病，难以治愈，预防的效果大于治疗。

3. 患者管理 针对已确诊的糖尿病患者的管理重点放在三级预防。

（1）筛查 对于新发现的糖尿病患者，尤其是 2 型糖尿病患者，应尽可能早地进行糖尿病并发症及相关疾病的筛查，了解患者有无糖尿病并发症及有关疾病或代谢紊乱，如高血压、血脂紊乱或心脑血管疾病等，以加强相关的治疗措施，达到全面治疗的目标。

（2）随访 对确诊的 2 型糖尿病患者，每年提供 4 次免费空腹血糖检测，至少进行 4 次面对面随访。①测量空腹血糖和血压，并评估是否存在危急情况。如出现血糖 ≥ 16.7mmol/L 或血糖 ≤ 3.9mmol/L；收缩压 ≥ 180mmHg 和（或）舒张压 ≥ 110mmHg；有意识或行为改变、呼气有烂苹果样丙酮味、心悸、出汗、食欲减退、恶心、呕吐、多饮、多尿、腹痛、深大呼吸、皮肤潮红；持续性心动过速（心率超过 100 次 / 分）；体温超过 39℃或有其他的突发异常情况，如视力骤降、妊娠期及哺乳期血糖高于正常等危险情况之一，或存在不能处理的其他疾病时，须在处理后紧急转诊。对于紧急转诊者，乡镇卫生院、村卫生室、社区卫生服务中心（站）应在 2 周内主动随访转诊情况。②若不需紧急转诊，询问上次随访到此次随访期间的症状。③测量体重，计算体质指数（BMI），检查足背动脉搏动。④询问患者疾病情况和生活方式，包括心脑血管疾病、吸烟、饮酒、运动、主食摄入情况等。⑤了解患者服药情况。

（3）分类干预 分类干预包括：①对血糖控制满意（空腹血糖＜7.0mmol/L）、无药物不良反应、无新发生并发症或原有并发症无加重的患者，预约下一次随访。②对第一次出现空腹血糖控制不满意（空腹血糖≥7.0mmol/L）或药物不良反应的患者，结合其服药依从情况进行指导，必要时增加现有药物剂量、更换或增加不同类的降糖药物，2周内随访。③对连续两次出现空腹血糖控制不满意或药物不良反应难以控制及出现新的并发症或原有并发症加重的患者，建议其转诊到上级医院，2周内主动随访转诊情况。④对所有的患者进行针对性的健康教育，与患者一起制订生活方式改进目标并在下一次随访时评估进展。告诉患者出现哪些异常时应立即就诊。糖尿病社区干预服务流程见图7-3。

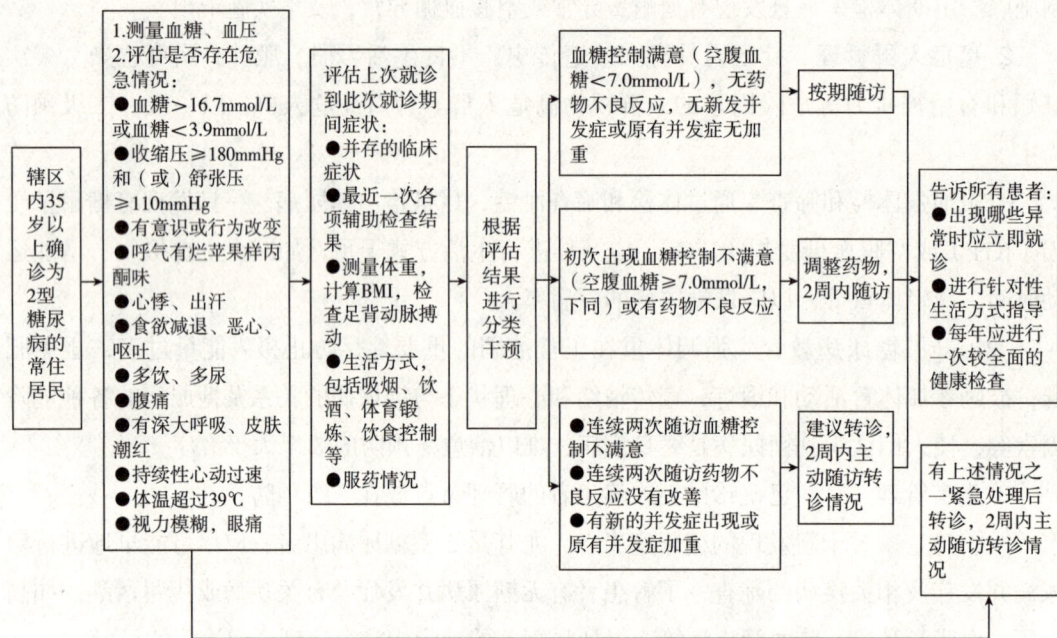

图7-3 糖尿病社区干预服务流程图

（4）健康体检 对确诊的2型糖尿病患者，每年进行一次较全面的健康体检，体检可与随访相结合，内容包括体温、脉搏、呼吸、血压、身高、体重、腰围、皮肤、浅表淋巴结、心脏、肺部、腹部等常规体格检查，并对口腔、视力、听力和运动功能等进行粗测判断。具体内容参照《城乡居民健康档案管理服务规范》健康体检表。

（五）社区护理

1. 健康教育 告诉患者及家属持久高血糖的危害性及控制高血糖的可能性和重要性。指导患者掌握定期监测血糖、尿糖的重要性及测定技术，掌握口服降糖药的用法和不良反应、注射胰岛素的方法及低血糖反应的判断和应对，掌握饮食治疗的具体要求和措施，掌握体育锻炼的具体方法及注意事项，定期复诊。教导患者外出时随身携带识别卡，以便发生紧急情况时及时处理。

2. 饮食管理 "饮食管理是糖尿病治疗的基石。"许多轻度糖尿病患者只需进行恰当的饮食管理并配合做适当的运动锻炼，即可达到防治要求，无需再用降糖药物。而对于需要药物治疗的糖尿病患者，如果忽视饮食管理，即使进行药物治疗也难以奏效。良好的糖尿病饮食管理，有以下四大要求。

（1）固定热量　根据个人的理想体重和劳动强度，制定其每餐所需的热量，然后针对特定食物所含热量做换算，使每餐摄取的热量基本保持一致。

（2）均衡营养　在等热量的情况下，尽可能选择多种类别的食物，以争取全面均衡的营养。其中关键是合理安排碳水化合物、蛋白质、脂肪、维生素、矿物质、水和膳食纤维这七大营养素比例。碳水化合物主要由粮食提供，肉、鱼、蛋类均富含蛋白质，许多荤菜及烹调油提供脂肪，蔬菜和水果富含维生素、矿物质和膳食纤维。

（3）控制血糖　选择对血糖影响较小的食物，例如杂粮、粗粮等，它们能缓慢地释放能量，从而避免餐后血糖急剧升高。

（4）改善血脂　选择较好的脂肪来源，例如菜油、豆油、橄榄油等（橄榄油富含单不饱和脂肪酸，比多不饱和脂肪酸更能帮助改善血脂）。

3. 运动治疗　糖尿病运动治疗是指糖尿病患者在专业人员指导下，每天进行适当强度的某种体育活动，并持续相当一段时间的治疗方法。

（1）运动治疗的意义　①提高胰岛素敏感性。②降低血糖。③改善脂类代谢。④控制体重。⑤防治与糖尿病相关的其他疾病或并发症。⑥提高生活质量。

（2）运动治疗的适应证　①病情控制稳定的2型糖尿病，尤其体重超重的2型糖尿病是最佳适应证。②稳定期的1型糖尿病。③稳定期的妊娠糖尿病。

（3）运动治疗的禁忌证　①糖尿病控制状态很差。②严重的眼底病变。③严重心血管并发症。④严重糖尿病肾病。⑤严重糖尿病足。⑥新近发生的血栓。总之，糖尿病患者中老年人居多，常伴发心脑血管病或其他系统病症，所以运动治疗应严格掌握适应证，并在医生指导下进行。

（4）运动治疗的方式　主要采取有氧运动，例如步行、慢跑、骑自行车、游泳、登山、太极拳、气功和保健体操等许多运动方式。

（5）运动时的注意事项　①运动时间、运动强度相对固定，切忌运动量忽大忽小。在运动中运动量应根据患者的情况适当地控制，既要达到运动处方的目标，又要将运动的风险降到最低程度。②要遵循循序渐进原则，为了保证运动疗法的顺利进行，一般宜从低运动量（最大耗氧量＜40%）开始，持续时间为5～10分钟。若患者自我感觉良好，能够继续适应运动，再逐渐进入中等强度的运动（最大耗氧量 50% ~ 60%）。运动过程中注意心率变化，若出现乏力、头晕、心慌、胸闷、憋气、出虚汗及其他不适时，应立即停止运动，原地休息，必要时到医院就诊。③每次运动做好运动前的准备活动，活动时间分别为 5 ~ 10 分钟的低强度有氧热身运动，不仅有助于提高锻炼效果，而且可避免肌肉骨骼损伤；运动结束时，再做 10 分钟左右的恢复整理、放松活动，不要突然停止运动，以减少运动后低血压和其他心血管、骨骼系统的并发症。④户外特别运动后，要检查脚和手，及时发现外伤、预防感染 尤其是仔细检查双脚有无红肿、青紫、水疱、血疱、感染等，如有上述情况，应及时处理或到医院就诊。⑤运动结束以后如果出汗较多，不宜马上洗澡，应在心率恢复正常后，擦干汗，再洗温水浴。同时运动后应做放松活动，以加速代谢产物的清除，促进体力恢复。⑥每次运动后，应该督促患者做好运动记录，以观察疗效及不良反应，社区工作人员每次随访时要评价锻炼日记，并据此对运动处方进行相应的调整。

4. 用药指导

（1）口服降糖药物 教育患者按时按剂量服药，不可随意增量或减量。观察药物不良反应，观察患者血糖、尿糖、尿量和体重的变化，评价药物疗效和药物剂量。

（2）胰岛素治疗 观察和预防胰岛素不良反应。①低血糖反应：与胰岛素使用剂量过大、饮食失调或运动过量有关。预防低血糖反应的关键是确保胰岛素的有效使用剂量和时间、定时定量进食及适量运动。胰岛素于餐前 30 分钟皮下注射，长效胰岛素于早餐前 1 小时注射。两种胰岛素混合应用时，先抽吸短效，后抽吸长效，充分混合后注射，不可逆行操作。②胰岛素过敏：主要表现为注射局部瘙痒、荨麻疹，全身性皮疹少见，罕见过敏性休克等严重过敏反应。③注射部位皮下脂肪萎缩或增生，可致胰岛素吸收不良，但临床少见。停止该部位注射后多可缓慢恢复。经常更换注射部位，避免两周内在同一部位注射两次。

5. 并发症的预防和护理

（1）低血糖 低血糖是糖尿病治疗过程中常见的并发症之一，轻度低血糖时可出现心慌、手抖、饥饿、头晕、出冷汗等表现。严重时可出现抽搐、意识障碍，甚至昏迷。糖尿病患者发生低血糖时，可口服果汁或糖水等治疗。有服用阿卡波糖史者，只能用葡萄糖液治疗。对重症或无法口服者用 50% 葡萄糖液 50mL 静脉注射。大剂量应用胰岛素或口服降糖药的患者，存在再发低血糖危险，需要持续维持静脉滴注葡萄糖液。

（2）糖尿病足部护理 糖尿病足是指糖尿病患者由于合并神经病变及各种不同程度末梢血管病变而导致下肢感染、溃疡形成和（或）深部组织的破坏。预防糖尿病足应做到以下几点：①软皮皮鞋、运动鞋是最理想的鞋子；鞋子的大小要合适，要保证鞋较足略宽、透气且有一定的抗击外力的作用；穿新鞋的第一天不超过 30 分钟，检查足部有无挤压或摩擦处才能穿用；鞋带不应系得过紧，连续走路超过 30 分钟或锻炼后均应脱鞋清理；还要经常检查并取出鞋内可能存在的异物。②袜子应松软合脚、透气性好、吸水性强。③冬季足部易干裂，用润肤霜均匀涂搽在足的表面；洗完脚后切记不要使用热水袋、电热取暖器或直接烤火取暖，以免足部被烫伤。④每天都应做到自己或在他人的帮助下坚持足部检查，若有皮肤干裂、水泡、肤色变暗、感觉缺失、趾甲变形等，都提示可能已经出现了足部病变，必须尽早到医院就诊。⑤特别要强调的是，千万不能用锐器自己修脚或是用有腐蚀作用的药膏涂抹。⑥大多数糖尿病患者都存在不同程度的足部神经病变，所以对温度的感觉能力下降。洗脚前，一定要先用手或温度计试水温，水温不宜超过体表温度，以免足部烫伤。⑦泡脚的时间一般不超过 10 分钟，不要用力搓揉以免造成皮肤破损。洗完脚后要用软的、干的、浅色毛巾将脚擦干，注意一定要擦干趾缝之间的水迹。

复习思考

一、选择题

1. 慢性非传染性疾病的管理原则是要加强（　　）

A. 社区危重症的抢救

B. 社区疑难杂症的诊断

C. 社区慢性非传染性疾病的防治

D. 社区慢性非传染性疾病的治疗

E. 个人慢性非传染性疾病的治疗

2. 慢性病的护理重点为（　　）

A. 预防及减少身体残疾的发生

B. 保持良好的体位

C. 健康教育

D. 促进营养

E. 家庭环境适应性改变指导

3. 高血压的管理流程不包括（　　）

A. 筛查　　　　　　　B. 评估和分组　　　　　C. 转诊

D. 评价　　　　　　　E. 确定诊断标准

4. 糖尿病饮食疗法的目的是限制（　　）

A. 蛋白质　　　　　　B. 脂肪　　　　　　　　C. 碳水化合物

D. 总热量　　　　　　E. 膳食纤维

5. 下列不属于糖尿病慢性并发症的是（　　）

A. 冠心病　　　　　　B. 脑卒中　　　　　　　C. 糖尿病足

D. 糖尿病眼病　　　　　E. 糖尿病低血糖

6.对高血压进行运动指导不妥的是（　　）

A. 当血压升高时应休息

B. 高血压急诊者应卧床休息

C. 可以参加比赛性质的活动

D. 应避免提重物或自高处取物

E. 心力衰竭Ⅲ级者应绝对卧床休息

二、案例分析

王先生，55 岁，身高 1.72m，体重 90kg，发现高血压已经有 1 年，降压治疗时断时续，血压时高时低。近月来头痛、头晕、乏力，血压 180/110mmHg，心电图、B 超显示正常，诊断为高血压。

问题：1. 根据高血压分类标准，王先生的高血压为哪一级？

2. 如何对高血压患者进行社区管理？

3. 根据王先生的情况，提供相应的护理指导。

扫一扫，知答案

扫一扫，看课件

模 块 八

社区传染病和突发公共卫生事件的管理与护理

【学习目标】

1. 掌握社区传染病的管理和防护措施；突发公共卫生事件的概念及应急处理方法。

2. 熟悉传染病的分类、流行特征、疫情报告制度；突发公共卫生事件的特点与分类分级。

3. 了解传染病的概念和突发公共卫生事件紧急预案的制订。

传染病的防治是人类同疾病斗争的重要任务之一。当今社会和环境因素的巨大变化，如生态环境改变、人群耐药性增加、城市化及人口流动等，使传染病发生与传播成为我国城乡居民面临的重大健康问题和公共卫生事件。社区护士在传染病防治和公共卫生事件处理中承担着重要角色和任务，做好社区传染病防治和突发公共卫生事件应急处理、保障社区居民健康是社区护士重要的工作内容。

项目一 社区传染病的管理与护理

案例导入

近30年来，全世界新发传染病40多种，我国新发20多种。2003年由新型冠状病毒引起的非典型肺炎（SARS）发生在我国，短时间内扩散到全球32个国家和地区。截至2009年8月，全球已累计报告甲型H1N1流感确诊病例超过17万例。

问题：1. 什么是传染病？有何特征？

2. 社区护士如何做好传染病的防治工作？

一、传染病概述

（一）传染病的概念

传染病是由病原微生物和寄生虫感染机体后产生的具有传染性的疾病。病原体引起的疾病均属于感染性疾病，但感染性疾病不一定有传染性，其中有传染性和流行性的疾病才称为传染病。

（二）传染病的特征

1.病原体 每一种传染病都是由特异性的病原体引起的，包括微生物和寄生虫，以细菌、病毒最为常见。临床上检出病原体对传染病的诊断有重要意义。

2.传染性 是指病原体经过一定的途径，到达并侵入新的易感者体内。传染病患者有传染性的时期称为传染期，病期长短是确定患者隔离期限的重要依据。

3.流行特征

（1）流行性 传染病能在人群中广泛传播蔓延，按其强度和广度可分为散发、流行、大流行、暴发。

（2）季节性 是指某些传染病的发生和流行在每年受一定季节的影响，出现发病率升高的现象。如夏秋季肠道传染病高发。

（3）地方性 由于受地理、气候等自然因素影响，使某些传染病在特定的条件下，局限在某些地区持续发生。如血吸虫病。

（4）免疫性 人体感染病原体后，无论是显性还是隐性感染，均能产生针对该病原体及其产物（如毒素）的特异性免疫。感染后免疫属于主动免疫，不同病原体感染后免疫的状态各有不同，有的患病一次后可终身免疫，有的则重复感染。通过抗体转移而获得的免疫属于被动免疫。

知 识 链 接

古代称传染病为疫、疫疠、瘟疫、温病、伤寒等。早在两千多年前《内经》中就有记载，东汉末年名医张仲景的《伤寒论》详细阐述了有关传染病的理论和治疗方法。唐代杰出医药学家孙思邈的《备急千金要方》、明代李时珍的《本草纲目》对传染病的预防阐述具体而明确。16世纪，我国民间采用人痘接种预防天花，开创了以免疫学方法预防疾病的先河。

（三）传染病的流行过程

传染病的流行过程是指传染病在人群中发生、发展和转归的过程。传染源、传播途径和易感人群是构成传染病流行的三个必备环节。若能完全切断其中一个环节，即可防止该种传染病的发生与流行。

1. 传染源 指体内已有病原体生长繁殖，并将其排出体外的人或动物，包括传染病患者、隐性感染者、病原携带者和动物宿主。

（1）患者 是最重要的传染源，包括急性期及慢性期患者。急性期患者能被及时地隔离和治疗，而慢性期患者长期污染环境，尤其是轻型患者数量较多，症状轻微，活动范围广，难以发现和管理，是极重要的传染源。

（2）隐性感染者 由于无症状、无体征而不易被发现。在某些传染病中（如脊髓灰质炎）隐性感染者是重要传染源。

（3）病原携带者 指能排出病原体成为传染源者。由于缺乏症状，容易被忽视，不经病原学检查很难发现，而且有的排菌时间很长，因而也是重要传染源。

（4）受感染的动物 可由动物体内排出病原体导致人类发病，此类疾病称动物源性传染病。如狂犬病、鼠疫等。

2. 传播途径 指病原体由传染源排出后，再侵入另一个易感者体内所经过的途径，主要有以下几种。

（1）空气、飞沫、尘埃传播 主要见于以呼吸道为进入门户的传染病，如流行性脑脊髓膜炎、麻疹等。

（2）水、食物传播 主要见于以消化道为进入门户的传染病。病原体经皮肤或黏膜侵入人体导致感染，如钩端螺旋体病、血吸虫病等。

（3）接触传播 分直接和间接接触传播两种方式：前者指传染源与易感者皮肤、黏膜直接接触所造成的传播，如各种性病、狂犬病等；后者又称日常生活传播，是指传染源排出病原体污染日常生活用品后所造成的传播，如猩红热、甲型病毒性肝炎。

（4）土壤传播 当病原体的芽孢（如破伤风）、幼虫（如钩虫）或虫卵（如蛔虫）污染土壤时，土壤成为这些传染病的传播途径。

（5）媒介传播 指以节肢动物为媒介而造成的传播，其传播方式包括生物性传播和机械性传播。前者如蚊传播乙脑，后者如苍蝇、蟑螂传播伤寒、痢疾等。

（6）血液、血制品、体液传播 如乙型肝炎、艾滋病等。

（7）垂直传播 病原体通过母体传给子代的途径称为垂直传播，又称母婴传播。其传播方式有经胎盘、上行性和分娩时引起的传播三种。如乙型肝炎、梅毒等。

（8）医源性传播 经医疗仪器设备或生物制品传播。如乙型肝炎、艾滋病等。

3. 易感人群 是指对某种传染病缺乏特异性免疫力的人群，其中个体称为易感者。易感者所占比例越高，则人群易感性越高，传染病越容易发生、传播和流行。人群易感性取决于易感者在某一特定人群中的比例。

（四）传染病流行的影响因素

1. 自然因素 主要包括地理、气候和生态环境等，通过作用于流行过程的三个环节对传染病的发生、发展起重要作用。既可影响病原体在外界的生存能力，又可影响传播途径和机体免疫力。

2. 社会因素 社会因素包括人类的一切活动，如社会制度、经济发展和卫生、生活条件、文化水平、风俗习惯、宗教信仰等，对传染病的流行过程有重要的影响，其中社会制度起主导作用。

（五）传染病的分类与疫情报告原则

1. 法定传染病的分类 2004 年 8 月 28 日修订通过的《中华人民共和国传染病防治法》规定，法定报告传染病分为甲、乙、丙 3 类，共 37 种。卫生部在 2008 年 5 月 2 日和 2009 年 4 月 30 日分别将手足口病和甲型 H1N1 流感纳入丙类传染病和乙类传染病管理。2013 年 10 月 28 日国家卫生和计划生育委员会（简称国家卫生计生委）出台《国家卫生计生委关于调整部分法定传染病病种管理工作的通知》，将人感染 H7N9 禽流感纳入法定乙类传染病；将甲型 H1N1 流感从乙类调整为丙类，并纳入现有流行性感冒进行管理。因此，目前我国法定传染病共 40 种。

（1）甲类传染病（2 种） 也称强制管理传染病，包括鼠疫、霍乱。

（2）乙类传染病（26 种） 也称严格管理传染病，包括人感染 H7N9 禽流感、传染性非典型肺炎（严重急性呼吸综合征）、艾滋病、病毒性肝炎、脊髓灰质炎、人感染高致病性禽流感、麻疹、流行性出血热、狂犬病、白喉、新生儿破伤风、猩红热、流行性乙型脑炎、登革热、炭疽、细菌性和阿米巴性痢疾、肺结核、伤寒和副伤寒、流行性脑脊髓膜炎、百日咳、布鲁菌病、淋病、梅毒、钩端螺旋体病、血吸虫病、疟疾。

（3）丙类传染病（12 种） 也称监测管理传染病，包括甲型 H1N1 流感、流行性感冒、流行性腮腺炎、风疹、急性出血性结膜炎、麻风病、流行性和地方性斑疹伤寒、黑热病、包虫病、丝虫病，除霍乱、细菌性和阿米巴性痢疾、伤寒和副伤寒以外的感染性腹泻病，手足口病。

2. 传染病疫情报告原则

（1）疫情报告人 凡从事医疗、保健、卫生防疫工作人员均为传染病法定报告人。法定报告人以外的任何人为义务报告人。

（2）疫情报告方式 突发公共卫生事件必须在被发现后 2 小时内，报告所在地县级人民政府卫生行政部门。接到报告的卫生行政部门应在 2 小时内向本级人民政府报告，并通过突发公共卫生事件信息报告管理系统向国家卫生计生委报告。对可能造成重大社会影响的突发公共卫生事件，国家卫生计生委应立即向国务院报告。

（3）疫情报告时限 根据《传染病防治法实施办法》相关规定，发现甲类传染病和乙类传染病中的肺炭疽、传染性非典型性肺炎、脊髓灰质炎、人感染高致病性禽流感患者或疑似患者时，或发现其他传染病和不明原因疾病暴发时，应于 2 小时内将传染病报告卡通过网络报告；未实行网络直报的责任报告单位应在 2 小时内以最快的通讯方式（电话、传真）向当地县级疾病预防控制机构报告，并于 2 小时内寄送出传染病报告卡。对其他乙、丙类传染病患者、疑似患者和规定报告的传染病病原携带者在诊断后，应于 24 小时内进行报告。

二、传染病的社区管理与护理

传染病的社区管理与护理的重点是预防。社区护士对辖区的居民和环境较为熟悉，有利于通过日常护理干预措施帮助居民提高对传染病防治的认识，并对传染病患者进行有效管理。认真贯彻三级预防原则，针对传染病流行的三个环节，控制和管理传染源，切断传播途径，保护易感人群，达到迅速有效控制或消灭传染病的目的。

（一）一级预防

一级预防即病因预防。是在疫情未出现前，对传染病流行的三个环节采取措施，以防止疫情的发生；或通过促进健康、健康教育、免疫接种等手段，降低发病率。

1. 开展社区传染病预防的健康教育 社区护士可利用多种形式、多种场合进行卫生健康教育、定期开展健康检查和不定期传染病筛查与普查，有助于尽早查出非临床性病例和隐性感染者。例如到学校对儿童讲解洗手的重要性；提醒家长携孩子按时接种疫苗；提倡营养均衡的饮食习惯，锻炼身体，增强体质，提高免疫力。通过宣传普及教育，提高居民对传染病的自我防范意识和能力。

2. 切断传播途径

（1）动员居民搞好社区环境卫生，消灭"四害"，清理垃圾，给宠物定期接种疫苗。

（2）指导居民家庭及个人注意饮食卫生，防止病从口入。

（3）可通过病原学检查、某些特殊机构职业人群（如儿童机构、饮食、饮水服务行业等）定期健康检查、某些传染病的筛查与普查、国境卫生检疫等方法及时发现病原携带者。

（4）提倡健康的生活方式和行为方式，不吸毒。

（5）医务人员要坚持执行全面防护的原则，以防止自己被传染或将疾病传染给他人；同时，应做好医疗废弃物的处理工作。

（6）经水传播传染病的措施重点放在饮用水的消毒和个人防护上。消毒是切断传染病传播途径的有效措施之一，包括预防性消毒和疫源地消毒。①预防性消毒：指对无明显传染源存在或曾经存在过传染源的场所进行消毒，从而防止传染病的发生，如对饮用水、乳品、室内空气、医护人员手的消毒。②疫源地消毒：指对出现传染源或曾经存在过传染源的场所进行消毒以防止传染源的传播，包括随时消毒和终末消毒。随时消毒指传染源存在时，对其排泄物、分泌物及其所污染的物品及时进行的消毒。终末消毒是指患者脱离疫源地或消除传染状态后，对疫源地进行的最后一次彻底消毒。

3. 保护易感人群 保护易感人群可以提高人体对传染病的抵抗力和免疫力，从而降低传染病的发病率。应采取以下措施。

（1）增强非特异性免疫力 改善社区居民的生活及居住条件，培养良好的卫生习惯，合理营养，运动锻炼，保持良好的人际关系和愉快的心情。加强个人防护，如使用蚊帐和蚊虫驱避剂，防止易感者被带有病原体的蚊虫叮咬等。

（2）增强特异性免疫力 特异性免疫力通过隐性感染、患传染病后或人工免疫（预防接种）而获得。人工免疫是预防和消灭传染病的一个重要措施，包括两个方面。

①人工自动免疫：将减毒或灭活的病原体，纯化的抗原和类毒素制成菌（疫）苗接种到体内，使人体于接种后 1～4 周产生抗体，称为人工自动免疫。免疫力可保持数月至数年。

②人工被动免疫：将制备好的含抗体的血清或抗毒素注入易感者体内使机体迅速获得免疫力。如注射胎盘球蛋白和丙种球蛋白，对预防麻疹、流行性腮腺炎、甲型肝炎等均有一定效果。

（3）药物预防 对某些尚无特异免疫方法或免疫效果不理想的传染病，在流行期间可给患者周围的易感者口服预防药物，这对于降低发病率和控制流行有一定作用，如用磺胺类药物预防流行性脑脊髓膜炎、口服乙胺嘧啶预防疟疾等。

（二）二级预防

控制传染源是防止传染病传播与流行的重要措施。要做好"五早"，即早发现、早诊断、早报告、早隔离、早治疗。

1. 早发现、早诊断 早期发现传染病是预防和控制传染病的关键。很多传染病在发病早期传染性最强，早期发现并做出正确诊断，可使患者及早得到隔离和治疗，并能迅速采取有效措施消除疫源地疫情，防止疫源范围扩大。要做到早发现、早诊断，关键是建立健全城乡三级医疗防疫卫生网，方便群众就医；普及传染病的防治知识，提高群众识别传染病的能力；提高社区医护人员的业务水平，加强责任心；有计划地对集体单位人员进行健康检查。

2. 早报告 传染病疫情报告制度是国家制定的一项管理传染病的重要法规，也是防疫部门掌握疫情、做出判断、制定控制疫情策略及采取措施的基本依据。对法定传染病按规定时限，通过传染病疫情监测信息系统，全面、迅速、准确地报告有关部门，是各级卫生人员的重要职责。

3. 早隔离、早治疗 早隔离是控制传染源的重要环节。对于确诊和疑似者，应当尽早隔离，同时给予及时、正确、彻底的治疗。隔离的方式有住院隔离、家庭隔离、临时隔离室隔离等。隔离期限根据传染病的传染期或化验结果确定。对患者或疑似患者，应在临床症状消失后连续做 2 ~ 3 次病原学检查，每次间隔 2 ~ 3 天，检查结果为阴性时才可解除隔离。对传染病接触者都应接受检疫，对接触者实施检疫的期限，一般从最后接触之日算起，相当于该传染病的最长潜伏期。检疫的主要内容包括留验（隔离观察）或卫生处理、医学观察、健康教育、应急预防接种和药物预防等。隔离措施因疾病类型、传染性强弱和传播途径而定。

（三）三级预防

对传染病患者应积极治疗，并开展康复治疗护理，减少并发症和功能障碍的发生。

项目二 社区突发公共卫生事件的管理与护理

案例导入

杭州市江干区某小区居民相继发生细菌性痢疾传染病流行疫情，共发生 10 例。经调查发现，主要原因是居民饮用水被污染，生活垃圾没有妥善处理。

问题：1. 上述情况属于突发公共卫生事件吗？

2. 社区护士应如何采取应急处理措施？

一、突发公共卫生事件概述

（一）突发公共卫生事件的概念

突发公共卫生事件是指突然发生，造成或可能造成社会公众健康严重损害的重大传染病疫情、群体性不明原因疾病、重大食物和职业中毒，以及其他严重影响公众健康的事件。

（二）突发公共卫生事件的分类

根据突发公共卫生事件原因和性质分为生物因素所致疾病、自然灾害、人为事故和不明原因引起的群体性疾病四大类。

1. 生物因素所致疾病　主要是指病毒、细菌、寄生虫等病原微生物导致的传染病区域性暴发，如各类传染病、医源性感染、预防接种引起的群体性反应或死亡事件、可能严重影响公众健康和社会稳定的传染病疫情等。

2. 自然灾害　不可抗拒自然因素或者由于人为的破坏形成的生态环境失衡，超出特定条件下社会和人类的承受能力，产生消极作用时便形成了自然灾害。

3. 人为事故　人类的敌对、恶意、疏忽、失误和无知可造成人为事故，其发生的频率和积累的后果较自然灾害更为严重。

4. 不明原因引起的群体性疾病 指短时间内、某个相对集中的区域内同时或者相继出现的、具有共同临床表现的多位患者，且病例不断增加，范围不断扩大，又暂时不能明确原因的疾病。

（三）突发公共卫生事件的特点

1. 紧迫性 突发公共卫生事件扩散迅速，需要采取非常规措施，立即做出决定才有可能避免局势恶化。

2. 不确定性 突发公共卫生事件的影响和发展一般根据经验难以预防和应对，处理不当很可能导致事态恶化。

3. 突发性 事件发生的时间、地点、造成的危害难以预料，几乎超出人们的心理承受能力。

4. 危险性 突发公共卫生事件给人民的生命财产带来严重危害，往往危及的是社会群体。

（四）突发公共卫生事件的分级

根据突发公共卫生事件的性质、危害程度、涉及范围，将其分为四级：Ⅰ级（特别严重事件）、Ⅱ级（严重事件）、Ⅲ级（较重事件）和Ⅳ级（一般事件）。

二、突发公共卫生事件的应急处理

（一）突发公共卫生事件紧急预案的制定

为有效应对突发公共卫生事件，保障公众身体健康与生命安全，维护正常的社会秩序，原卫生部根据《突发公共卫生事件应急条例》及其他有关法律法规，参照《国务院有关部门和单位制定和修订突发公共事件应急预案框架指南》于2006年2月出台了《全国突发公共卫生事件应急预案》（以下简称《预案》）。该《预案》适用于突然发生，造成或者可能造成社会公众健康严重损害的重大传染病疫情、群体性不明原因疾病、重大食物和职业中毒，以及其他严重影响公众健康的突发公共卫生事件的应急处理工作。

《预案》明确了应急处理组织机构和职责，以及各有关部门的工作职责，并根据突发公共卫生事件的性质、危害程度、涉及范围和应急处理的需要将突发公共卫生事件划分为一般（Ⅳ级）、较重（Ⅲ级）、严重（Ⅱ级）和特别严重（Ⅰ级）四级，分别由县级、地市级、省级人民政府和国务院卫生主管部门及有关部门在本级人民政府统一领导下分级负责突发公共卫生事件的确认、响应和终结。

《预案》按照突发公共卫生事件应急工作应坚持"预防为主、常备不懈"的原则，对应急的技术、物资、经费保障做出具体要求。同时，《预案》还依法规范了突发公共卫生事件的报告、通报和信息发布，强调突发公共卫生事件应急工作要注重科学研究、国际合作，并做好公众宣传教育，充分动员各方面力量的参与。

《预案》内容包括7个部分：①总则。②应急组织机构及职责。③突发公共卫生事件的报告、通报与分级。④突发公共卫生事件的应急反应和终结。⑤突发公共卫生事件的应急保障。⑥各类具体工作预案的制定。⑦附则。

（二）突发公共卫生事件的应急措施

1. 提出预案建议　突发事件发生后，卫生行政主管部门应当组织专家对事件进行综合评估，初步判断事件的类型，提出是否启动突发事件应急预案的建议。

2. 应急处理　启动突发公共卫生事件应急预案，设立应急处理指挥部。

3. 应急报告　指定专人负责突发公共卫生事件相关信息的报告与管理工作，按照相关法律法规制定的报告程序，对各类突发公共卫生事件及时报告。

4. 常规监测　指定专业防治机构开展日常监测，并确保预警系统的运行。设立传染病隔离留观室，对传染病患者、疑似患者采取隔离、医学观察等措施。与传染病患者密切接触者，应当配合卫生行政主管部门或有关机构采取医学措施，拒绝配合者，由公安机关依法协助强制执行。

5. 控制事件扩散蔓延　根据突发公共卫生事件的性质和特点，社区应对居民进行相关法律法规知识宣传、妥善处置伤员、做好公共卫生管理、稳定居民情绪。

6. 寻求救援　当本地区力量或技术受限时，应积极争取周边地区的帮助，并开设救助热线及通道，以便尽快得到救援。

7. 善后工作　研究突发事件的原因，制定有效的防控措施；迅速恢复和重建遭到破坏的卫生设置，提供正常的医疗卫生服务；为受灾群众提供心理援助。

复习思考

一、选择题

1. 传染病的流行特征包括（　　）

    A. 流行性　　　　　　　B. 季节性　　　　　　　C. 地方性

    D. 免疫性　　　　　　　E. 以上都是

2. 控制传染源防止传染病传播与流行的重要措施有（　　）

    A. 早发现、早诊断、早报告、早隔离、早治疗

    B. 早发现、早诊断、早隔离、早治疗

    C. 早发现、早隔离、早治疗

    D. 早发现、早诊断、早报告、早隔离

    E. 早发现、早诊断、早治疗

3. 突发公共卫生事件分为（　　）

  A. Ⅰ级和Ⅱ级

  B. Ⅰ级、Ⅱ级和Ⅲ级

  C. Ⅰ级、Ⅱ级、Ⅲ级、Ⅳ级和Ⅴ级

  D. Ⅰ级、Ⅱ级、Ⅲ级和Ⅳ级

  E. 以上都不对

二、案例分析

2013 年四川雅安发生里氏 7.0 级地震，造成 200 余万人受灾，给人民生活和财产造成重大损失，多数居民遭受严重的健康问题，但未出现传染病疫情。

  问题：1. 根据该事件的特点，判断是否属于突发公共卫生事件？

     2. 对于该事件应如何完成应急处理措施？

扫一扫，知答案

模块九

社区康复护理

【学习目标】

1. 掌握社区康复护理的概念及对象，日常生活活动能力训练。

2. 熟悉社区康复护理特点、内容，康复护理的良肢位及功能锻炼。

3. 了解康复护理环境、康复护理评定的方法及内容。

项目一 社区康复概述

案例导入

患者，女，68岁，因右侧肢体瘫痪3天入院，既往高血压病史10年、冠心病史5年，3天前晨起发现右侧肢体无力，2天前右侧肢体完全瘫痪。发病以来无头痛、恶心、呕吐、意识障碍及大小便失禁。血压160/90mmHg，心肺功能基本正常。

问题：1. 患者存在哪些功能障碍？

2. 患者需要进行哪些康复训练？

一、社区康复的相关概念

1. 康复（rehabilitation） 是综合协调地应用各种措施，以减少病、伤、残者身心社会功能障碍。康复不仅对残疾和残障进行训练，提高其自身功能以适应环境，还需要将环境和社会作为一个整体来参与，以利于患者重返社会。

2. 社区康复（community-based rehabilitation，CBR） CBR 是指病、伤、残者经临

床治疗阶段后，为减少病、伤、残者身心功能障碍，利用社区人力、物力、技术资源，进行有效、可行、经济的全面康复服务，也可请康复医学专科人员来社区指导，使病、伤、残者重返社会。

3. 社区康复护理（rehabilitative nursing in the community） 是社区护理的重要内容，社区护士应用康复护理的基本知识和技能，在社区康复过程中，按照护理程序，根据康复医疗计划，围绕康复的目标，针对病、伤、残者的整体进行生理、心理、社会等方面的康复指导和护理，与其他康复专业人员密切配合，减少残疾对个体的影响，坚持康复锻炼，预防继发性残疾，达到最佳功能状态，提高生活质量，重返社会。

二、社区康复护理的对象

社区内的残疾人、老年人、慢性病患者和疾病恢复期患者是社区康复护理的主要对象。

1. 残疾人 指在心理、生理、人体结构上某些组织功能丧失或者不正常，部分或全部失去以正常方式从事个人或社会生活能力的人，是康复护理的重点对象。

世界卫生组织按残疾的性质、程度和影响，将残疾分为以下三类。

（1）残损（impairment） 指身体结构和（或）功能（生理、心理）有一定程度缺损，身体和（或）精神与智力活动受到不同程度的限制，对独立生活或工作和学习有一定程度的影响，但个人生活仍能自理，是生物器官水平上的残疾。如脑卒中出现一侧肢体肌力弱，但能行走，生活自理。

（2）残疾（disability） 指身体组织结构和（或）功能缺损较严重，造成身体和（或）精神或智力方面的明显障碍，生活能力受限，是个体水平上的残疾，又称个体能力障碍。如脑卒中后遗症出现偏瘫，行走、洗澡等有困难。

（3）残障（handicap） 指由于残损或残疾，限制或阻碍完成正常情况下（按年龄、性别、社会、文化等因素）应能完成的社会工作，是社会水平上的残疾，又称社会能力障碍。如脑卒中后遗症出现全瘫。

2. 老年人 老年人进入老年期后，一方面自身生理功能退化，其器官和脏器的功能逐渐衰退，新陈代谢水平降低，出现耳目失聪、痴呆、行动不便等；另一方面，由于疾病，特别是冠心病、高血压、慢性骨关节疾病等引起功能障碍而致残疾。在生活自理、参与家庭和社会生活等方面存在不同程度的康复需求。

3. 慢性病患者 各种慢性病患者由于病程迁延并反复发作，致使相应脏器或器官出现功能减退或功能障碍，因此也成为康复医学的对象。对这类患者进行康复治疗的目的是减少并发症的发生以防止功能损伤加重，尽可能恢复其功能，在一定程度上缓解原发病的发展和恶化。

4. 疾病恢复期患者　急性伤病及手术后的患者，无论是在医院住院期间还是在出院后，只要存在功能障碍，就是康复医学的对象。早期康复在不影响临床治疗的前提下，尽可能早地进行，加速功能恢复，减少并发症和预防后遗症。出院后在康复中心或以社区康复的形式进行康复。

项目二　社区康复护理评定

📖 **案例导入**

　　上述 68 岁女患者，住院第二天晨起突然出现昏迷，行头颅 CT 检查，见左侧基底节区脑梗死。右侧肢体完全瘫痪，无头痛、恶心、呕吐、意识障碍及大小便障碍。

　　问题：1. 患者应该进行哪些康复评定？
　　　　　2. 如何进行这些康复评定？

　　康复护理的最大目的是使病、伤、残者丧失或受损的功能得到最大限度的恢复、重建或代偿。康复治疗前的评定是为了判断残疾的性质、种类、范围和程度。社区护士应该了解残疾的评定内容，并为制订康复治疗计划提供依据。

一、康复评定概述

（一）康复评定的概念

　　康复评定是对病、伤、残患者的功能状况及其水平进行定性和（或）定量描述，并对其结果做出合理解释的过程。康复评定是康复医学的重要组成部分。

（二）康复评定的步骤

　　1. 询问病史　包括现病史、过去史、发育史、心理行为史、家庭和社会生活史。重点询问功能障碍发生的时间、原因、发展，对日常生活活动、工作、学习、社会活动的影响及治疗和适应情况。

　　2. 体格检查　重点在与残疾有关的肢体及器官系统检查上。

　　3. 康复功能检查　①总体功能评定，结合多项功能表现做出总体评价；②以残疾或疾病为中心的功能评定；③专项功能评定，如评定日常生活活动能力。

　　4. 实验室检查　影像学检查及有关检查。

　　5. 专科会诊意见　与相关科室会诊。

　　6. 评定报告　根据资料和检查结果，写出评定报告。

（三）康复评定的种类

1. 肢体运动功能评定　包括关节活动度测定、协调与平衡测定、肌力评定、步态分析等。

2. 神经肌电生理学测定　包括肌电图检查、神经传导速度测定、激发或诱发电位测定等。

3. 心肺功能评定　包括心电图检查、分级运动试验、肺功能检查等。

4. 言语功能评定　包括失语评定、构音障碍评定、发音功能评定、听力测定、失语成套测验、聋哑测定等。

5. 社会功能评定　包括日常生活活动能力评定、社会生活能力评定、职业工作能力评定等。

6. 心理精神评定　心理测验、智力测验、行为评定、认知评定与感知评定等。

（四）康复评定的特点

1. 评定内容　重点在生活、学习、工作、社会活动能力的评定。

2. 评定方法　采取标准化的方法，多进行量化评分。

3. 评定过程　在病、伤、残及康复治疗的初期、中期、终期多次评定。

4. 评定分析　综合各次各项评定结果进行综合分析。

二、社区康复护理评定概述

（一）社区康复护理评定的概念

社区康复护理评定也称社区康复护理评估，是社区护理人员收集患者的相关资料，对其功能状况进行描述，并对其结果进行比较、分析、解释，对功能障碍进行诊断的过程。社区康复护理评定是社区康复护理工作的重要内容，是社区康复护理的基础。

（二）社区康复护理评定的方法

社区康复护理评定的方法有访谈法、观察法、量表检查法、问卷调查法、器械检查法等。

（三）社区康复护理评定的内容

1. 测量评定　是使用皮尺、量角器等简单的工具测量肢体的长度和周径，关节活动范围等，并与健侧做比较，评定肢体残损情况。

2. 肌力评定　反映肌肉骨骼系统及周围神经系统受损的程度和范围。判断有无肌力低下及肌力低下的范围和程度，为制订治疗、训练计划提供依据，以及检查治疗、训练效果。主要内容有手法检查和器械检查两种方法。

3. 日常生活活动能力评定　日常生活活动能力（activities of daily living，ADL）是人在独立生活中反复进行的、最必要的基本活动。通定目测或听取患者及其家属叙述的几种实用的日常生活的自理和依赖程度，了解患者日常生活活动能力的困难所在及造成这些困难的原因。

ADL 能力评定是从实用的角度出发，全面了解患者在生活和工作方面的活动程度及是如何进行的，反映患者综合活动能力。公认的 ADL 能力评定包括床上活动、衣着、起坐、个人卫生、餐饮、步行、使用厕所、大小便控制、转移和使用轮椅等几项主要内容。

常用 ADL 能力的评定方法，一共分为五级：

一级：依赖。患者不能完成日常生活活动，即使有适当的设备或别人的帮助也不能自己活动，全部功能由他人代劳。

二级：需要帮助。患者自己能做一部分，但需要别人不同程度的帮助才能完成。

三级：需要监护。患者需要别人的语言指导或在一旁照看，才能完成。

四级：基本自理。患者能独立完成，但较慢或需使用辅助器具以帮助其完成。

五级：自理。患者能自己独立完成活动，无需别人言语或体力上的帮助。

4. 职业工作能力评定　是指对康复对象在重新就业或恢复工作之前，对其所从事的职业工作的能力进行检查和评定。主要对象是从事体力劳动或机关工作的残疾者或患者。在评定时应考虑他们工作的体力劳动成分，与工作有关的技能、体力、心理、智能等方面的特殊问题，分析他们所从事职业的性质，最后提出就业及工作安排的建议。

项目三　常用康复护理技术

案例导入

上述 68 岁女患者，经药物治疗后神志恢复，语言较流畅，智力正常，饮水偶有呛咳，右鼻唇沟浅，右侧肢体肌力 0 级，肌张力低，腱反射稍弱，左侧正常，不能保持坐位。

问题：1. 患者应该进行哪些功能锻炼？

2. 如何对患者进行日常生活活动能力训练？

一、康复护理环境

康复护理环境是利于实现康复目标的重要措施之一，康复护士应当重视康复环境的创造和选择，了解和掌握康复环境的要求和设施，提供良好的生活环境。其中，无障碍设施是良好康复环境的最基本要求，包括家庭环境和社区环境。

（一）家庭环境要求

1. 房门设计应当以轨道推拉式为宜，门把手应采用横把手。

2. 房门的宽度应能方便步行器和轮椅顺利通过。

3. 各种开关、桌面、房间窗户和窗台的高度均应略低于一般常规高度。

4. 在卫生间、楼道走廊应设有扶手。

5. 地面要平坦、防滑且没有高低差。

6. 室内保持光线充足。

（二）社区环境要求

1. 为了残疾人出行方便，应对社区中社会服务设施和场所等进行改造调节。如非机动车车道的路宽一般不少于 2.5m。

2. 人行道应设置缘石坡道。

3. 建筑物的出入口应设斜坡楼梯和平台。

4. 公共厕所应设残疾人厕所、安装坐便器等。

二、良肢位与功能锻炼

（一）良肢位

良肢位是指根据治疗、护理及康复的需要，所采取并能保持的身体姿势和位置。基本的体位有仰卧位、侧卧位、俯卧位和坐位、立位。

1. 仰卧位　枕头高度适宜，以胸椎不出现屈曲为宜，患侧肩关节下方垫一软枕，将伸展的上肢置于枕上，前臂旋后，掌心向上，手指应尽量张开，各上肢关节处于伸展位。在患侧臀部及大腿外侧垫枕，使骨盆前伸，防止患腿外旋，膝关节呈轻度屈曲位，踝关节呈90°。

2. 侧卧位　偏瘫患者以向健侧卧位最适宜。截瘫和四肢瘫患者，应两侧轮流侧卧。侧卧位时，患侧下肢呈髋、膝屈曲位。用软枕分隔两下肢，踝尽量保持背屈90°。患肩前伸，上肢外旋，肘伸直，腕背屈，手指伸展，拇指外展。注意健侧卧位时，在患者胸前放置一枕头，将整个患侧上肢垫在枕头上。上面的下肢呈髋、膝屈曲位。

3. 俯卧位　一般患者不宜使用。如心肺功能及骨骼情况允许，可采用俯卧位，使髋关节充分伸展，并减轻身体后部骨突起处易损组织的压力。适用于臀部、背部有压疮者。

4. 坐位　截瘫患者上肢肌力允许，可进行坐起训练。偏瘫患者，可将患手放置腹部，患腿放健腿上，并移至床旁，健手抓住床栏坐起，将双腿移至床沿下。也可在床上系带，用健手拉带坐起。长期卧床患者坐起时，有倾倒现象。为保持躯体平衡，可先用靠背架支持或端坐在靠背椅上。坐稳后，可左右、前后轻推，训练其平衡力。

5. 立位　当患者能够自行坐稳，下肢肌力允许时，可行起立动作及立位平衡训练。起立后要注意扶持，以防发生意外。偏瘫患者站立时，首先将身体重心放在健肢上，两下肢分开 3cm，站稳后再试将重心移向患肢，随后将两足分开，做轮流负重训练。

（二）功能锻炼

各种原因使关节处于静止不动的体位，都会引起关节挛缩、变形。因此，对于长期卧床或瘫痪的患者，肢体应处于功能位，并进行适当的功能锻炼。对于伤后肢体制动者也应尽量缩小制动时间和范围，制动解除后，应及时进行功能锻炼。

1. 关节活动训练 通过主动或被动活动的方式改变身体的姿势或位置，促进全身血液循环，预防褥疮、关节畸形、肌肉萎缩、肺炎、尿路感染及深静脉血栓形成等并发症的发生，并能使患者学会独立完成日常生活活动。关节活动训练分为主动活动训练和被动活动训练。

（1）主动活动训练 主要为徒手操，也可借助于设备进行活动。例如通过肩关节的摆动训练或采用肩肘关节活动器等训练肩肘关节的活动。

（2）被动活动训练 对不能进行主动活动训练的患者由治疗师或护理人员进行操作。训练前，要详细评估关节情况，确定关节训练的开始时间、强度与范围。

①功能性牵引训练：用于四肢大关节的一种系统性疗法。基本方法是将挛缩关节的近端肢体用支架或特制的牵引器稳定地固定于适当姿势，然后在远端肢体上按需要方向用沙袋做重力牵引，要求充分放松关节周围肌群。每次牵引持续 10～20 分钟，每天 1～2 次。每次关节牵引可使不同关节不同方向的活动度平均增加 0.7°～1.7°。

②持续性被动移动（CPM）：此活动需专用器械进行。活动前充分放松肌肉，关节活动幅度、速度及持续时间，根据不同的病情酌情制订。在设定活动幅度时，应先从无痛的活动范围开始，以后逐渐增大，以产生轻微疼痛为度。活动速度一般为每分钟一个周期。CPM 与一般被动活动相比，特点是作用时间长、活动缓慢、稳定可控，安全性大。

关节活动训练可根据病情选用不同的方法，对于关节术后早期，CPM 为首选方法；对制动关节的邻近关节、瘫痪肢体或昏迷患者的肢体活动度维持采用徒手或简易器械被动活动方法较适宜；如关节损伤较重，病程较长，关节挛缩坚硬而少弹性，疼痛感觉不明显者，一般需用关节功能牵引训练来增大关节的活动度。

2. 移动训练 帮助患者学会移动时所做的各种动作，独立完成日常生活活动。伤残者因某种功能障碍，不能很好地完成这些动作，需借助手杖、轮椅等完成，严重者需靠他人帮助。

（1）床上运动训练 主要包括翻身、移动（纵、横移动）、体位转换（卧位－坐位－立位）、独立坐位、手支撑位等。其目的是帮助防止褥疮和肢体挛缩，保持关节良好的功能位置。

①床上翻身：向患侧翻身时，双手十指交叉（患手拇指放于健手拇指上），双手对

握，伸肘，屈膝，先将伸握的双手摆向健侧，再反方向摆向患侧，借助摆动的惯性可翻向患侧。

向健侧翻身时，可先屈肘，用健手前臂托住患肘放于胸前，再将健腿插入患腿的下方，在身体旋转的同时，用健腿搬动患腿，翻向健侧。

②床上左右移动：先将健足伸到患足下方，用健足钩着患足向一侧移动，用健足和肩支起臀部，同时移动下半身，臀部移完后再将头慢慢转向移动侧，同法可向另一侧移动。如患者完成困难，护士一手放在患者膝关节上方，另一手扶托患者臀部帮其抬起臀部移向一侧。

（2）立位移动训练　当患者能平稳站立时，应进行平地行走训练。起立动作与行走动作几乎同时开始。

①扶持行走训练：平衡失调患者需要扶持时，护士应在患侧进行，也可在患者腰间系小带子或给予安全把手，便于扶持。

②独立行走训练：训练时，可利用平衡杠，是患者练习站立和行走的主要工具。患者可以练习健肢与患肢交换支持体重，矫正步态，改善行走姿势。先将两脚保持立位平衡状态。行走时，一脚迈出，身体倾斜，重心转移至对侧下肢，两脚交替迈出，整个身体前进。

（3）架拐行走训练　是使用假肢或瘫痪患者恢复行走能力的重要锻炼方法。

①双拐站立：将两拐杖置于足趾前外侧 15 ～ 20cm，屈肘 20°～ 30°，双肩下沉，将上肢的肌力落在拐杖的横把上。背靠墙站立，将重心移至一侧拐杖或墙壁，提起另一侧拐杖，提起双侧拐杖。

②双拐行走：两拐杖置于两腿前方，向前行走时，提起双拐置于正前方，将身体重心置于双拐上，腿稍弯曲，用腰部力量摆动向前。

③单拐行走：健侧臂持杖，行走时，拐杖与患侧下肢同时向前，继之健侧下肢和另一臂摆动向前。或将健侧臂前移，然后移患腿，再移健腿，反之也可，可由患者自行选择。

（4）上下楼梯训练　当患者能够较顺利和平稳地完成平地行走、上下坡行走后，即应开始进行上下楼梯训练。其训练原则是健足先上、患足先下，先两足一阶，再一足一阶。

（5）轮椅训练　轮椅为伤残者使用最广泛的辅助性器具，轮椅的使用应视患者的具体情况而定，每个患者应按处方要求配置和使用轮椅。轮椅应具有坚固、轻便耐用、容易收藏和搬动、便于操纵和控制的特点。

①从床到轮椅：患者坐起，两足分开踏到地上，将轮椅置于患者健侧，与床呈 30°～ 45°，轮椅面向床尾，关好刹掣，将脚踏板移向一边。患者用健手将患肢放置腹部，健腿放置患腿膝部之下，并移至床旁，健手抓住床栏坐起，将双腿移至床沿下。也可在床上系带，用健手拉带坐起。坐稳后，抓住床栏，以健手撑起身体，将身体大部分重量放在

健腿上站立，健手放在轮椅的远侧扶手上，以健腿为轴心旋转身体坐在轮椅上，调整位置，用健足抬起患足，将脚踏板恢复到原来的位置，用健手将患腿提起，将足放到脚踏板上。松开刹擎，轮椅后退离床。

②从轮椅移到床上：轮椅朝向床头，关好刹擎，患者用健手提起患足，将脚踏板移向一边，躯干向前倾斜并向下撑而移至轮椅前缘，双足下垂，使健足略后于患足。抓住床扶手，身体前移，用健侧上、下肢支持体重而站立，转身坐到床边，推开轮椅，将双足收回床上。

③轮椅与便器之间的转移：便器一般高于地面 50cm。厕座的两侧必须安装扶手。先将轮椅靠近厕座，关好刹擎，足离开脚踏板并将其旋开，解开裤子，用健手扶轮椅扶手站起，然后握住两侧的扶手，转身坐在便器上。

需要注意的是，使用方法应由患者自己选定，尽量发挥患者的功能。反复练习，循序渐进，多练习肢体的柔韧性和力量。注意保护，以防意外。

三、日常生活活动能力训练

（一）饮食训练

选择适合患者功能状态的餐具和姿势进行使用训练。将坐在床上吃饭的动作分解成最简单的动作：从仰卧位变为坐位，维持坐的平衡，抓握餐具，使用餐具摄取食物，将食物送入口腔，咀嚼和吞咽动作，帮助患者逐项练习。

1. 体位变化训练 最简单的动作是从仰卧位变为坐位，根据患者伤残程度不同，选择不同的方法。如训练患者应用健侧手和肘坐起，或由他人帮助或用辅助设备坐起。然后训练患者维持坐位平衡，坐好，坐稳，以靠背支撑坐稳。

2. 抓握餐具训练 开始可抓握木条或橡皮，继之用匙。丧失抓握能力的患者，协调性差或关节活动范围受限患者常无法使用普通餐具，应将食具加以改良，如将碗、碟特制及加以固定，特制横把或长把匙、刀、叉等。

3. 进食动作训练 先训练手部动作和模仿进食，然后再训练进食动作。

4. 咀嚼和吞咽训练 有吞咽障碍的患者必须先做吞咽动作的训练后再进行进食训练。在意识清醒时，肯定无误咽、能顺利喝水时，可试行自己进食。先用糊状食物、稀粥等，逐步从流质、半流质到普食，从少量过渡到正常饮食。每次量不宜过多，并尽量放在舌后部，有面瘫者，食物应送到健侧。

注意食物及用具放于患者方便使用的位置上，视空间失认、全盲的情况下，用具和食物要按顺时针方向摆放。

（二）更衣训练

患者能够保持坐位平衡后，可指导其进行穿脱衣服、鞋袜等训练。对穿戴义肢的患者注意配合义肢穿戴。大部分患者可用单手完成穿脱衣服的动作，如偏瘫患者穿衣时先穿患肢，脱衣时先脱健肢；截瘫者若可坐稳，可自行穿脱上衣，穿裤子时，可先取坐位，将下肢穿进裤子，再取卧位，抬高臀部，将裤子提上穿好。如患者手指协调性差，不能系、解衣带或纽扣时，可使用摁扣、拉链、搭扣等，以方便患者使用。

（三）个人卫生训练

个人卫生训练包括：①整理容貌动作（移到洗漱处、开关水龙头、洗脸、刷牙、整理容貌等）；②排便活动（移至厕所、完成入厕、排便活动及控制）；③入浴活动（移至浴室、完成入浴的全过程、移出浴室）。

社区护士应鼓励患者，根据残疾情况，尽量训练其做到洗漱、梳头、入厕、洗浴自理，保持头发、皮肤、口腔、牙齿、指甲等整洁。勤洗澡、洗头、更衣，保持口腔及全身卫生，使患者有舒适感，正视身体形象及自信心，促进社会参与。

复习思考

一、选择题

1. 下列哪项不是社区康复护理的主要对象（　　）

　　A. 残疾人　　　　　　　　B. 老年人　　　　　　　　C. 急症患者

　　D. 疾病恢复期患者　　　　E. 慢性病患者

2. 根据常用 ADL 能力的评定方法，正确的是（　　）

　　A. 二级：基本自理　　　　B. 三级：自理　　　　　　C. 五级：需要监护

　　D. 一级：依赖　　　　　　E. 四级：需要帮助

3. 良肢位不包括的体位是（　　）

　　A. 仰卧位　　　　　　　　B. 侧卧位　　　　　　　　C. 俯卧位

　　D. 膝胸位　　　　　　　　E. 坐位

4. 床上运动训练不正确的是（　　）

　　A. 从卧位变立位　　　　　B. 从右向左移动　　　　　C. 从卧位变坐位

　　D. 从左向右翻身　　　　　E. 从坐位变立位

5. 下列说法正确的是（　　）

　　A. 双拐行走时两拐杖置于两腿后方

　　B. 单拐行走时患侧臂持杖

　　C. 上下楼梯训练时健足先上、患足先下

　　D. 偏瘫患者穿衣时先穿健肢，脱衣时先脱患肢

E. 需要饮食训练的患者，意识清醒时，就可以自己进食正常食物。

二、病历分析

患者，男，65 岁，2 天前晨起发现左侧肢体无力，1 天前出现昏迷，既往高血压病史8 年、冠心病史 4 年，住院治疗后神志恢复，意识清醒，左侧肢体完全瘫痪，右侧正常。

问题：1. 该患者 ADL 能力评定，可能属于哪一级?

2. 该患者需要进行哪些功能锻炼?

扫一扫，知答案

模 块 十

社区灾害与急救护理

【学习目标】

1. 掌握灾害护理的概念；社区灾害的原因、分类；检伤分类的方法及标志；社区常用的急救技术，伤者的现场救护原则及范围。

2. 熟悉灾害护理不同阶段护士的作用及能力要求；社区灾害的预防管理与护理，修复期健康管理。

3. 了解灾害的概念与分类。

项目一　社区灾害护理

案例导入

2017 年 8 月 8 日 21 时 19 分，在四川省北部阿坝州九寨沟县发生 7.0 级地震，截至 2017 年 8 月 13 日 20 时，地震造成 25 人死亡，525 人受伤，6 人失联，176492 人受灾，73671 间房屋不同程度受损。地震发生后，迅速组织力量救灾，多个医疗应急救援队赶赴灾区，全力以赴抢救受伤群众和重伤员，最大限度减少人员伤亡。

问题：1. 上述情况属于灾害吗？

2. 地震发生后，应该怎样对伤者进行分类？

一、社区灾害概述

（一）灾害的概念

联合国"国际减灾十年"专家组指出："灾害是一种超出受影响社区现有资源承受能

力的人类生态环境的破坏。"世界卫生组织（WHO）认为："任何能引起设施破坏、经济严重受损、人员伤亡、人的健康状况及卫生服务条件恶化的事件，如当其规模已超出事件发生社区的承受能力而不得不向社区外部寻求专门援助时，即可称之为灾害。"

目前关于"灾害"的定义不同，但都具有两大特点：第一，具有突发性和破坏性；第二，其规模和强度超过受灾社区的自救能力或承受能力。两者缺一不可。

（二）社区灾害的概念

社区灾害是指在社区发生的，所有危及人们生命安全或导致人员伤亡的突发灾难性事件，主要由各种自然灾害或人为因素造成，通常无法预测。

（三）灾害的原因与分类

根据引起灾害的原因、发展速度和反应规模等进行分类，其中最常见的分类方法为自然灾害和人为灾害两大类。

1. 按灾害发生原因分类

（1）自然灾害　包括天文灾害、气象灾害、水文灾害、地质灾害、地貌（表）灾害、生物灾害、环境灾害。

（2）人为灾害　包括交通事故灾害、火灾灾害、爆炸灾害、建筑物事故灾害、工伤事故灾害、卫生灾害、矿山灾害、科技事故灾害、战争及恐怖袭击所致灾害等。

2. 按灾害发生速度分类

（1）非常紧急型　常见于人为灾害。

（2）紧急型　常见于自然灾害。

（3）长期型　常见于旱灾、洪水等灾害。

3. 按灾害反应规模分类

（1）一级灾害　发生地区的内部资源能够自然恢复原状。

（2）二级灾害　规模较大，需其他机构帮助才能恢复。

（3）三级灾害　需要国家进行大规模救助。

二、社区灾害的预防管理与护理

（一）社区灾害事件的预防

1. 社区护士应熟悉社区环境，掌握社区居民的基本情况。

2. 对社区居民进行灾害有关知识教育与救护技能的培训。

3. 排除可能发生灾害的隐患。

4. 要配合居民委员会和其他相关部门对社区居民进行对灾害事件的应对和急救处理方法的演习。

（二）社区护士在灾害护理中的作用

灾害护理一般分为预防期、应对期和修复期三个阶段。护士在不同阶段起着不同的作用。

1. 灾害前的作用 护士的角色着重于预防、保护和准备。护士的应急准备训练分为三个层次：①个人的准备；②临床技能训练；③团队训练。

2. 灾害中的作用 灾害救援中，护士的主要工作包括与其他灾害救援人员的通讯联系，建立伤者接收点（安置点）并进行伤者分类，对其他人员（如担架员、志愿者）的工作进行安排，安排伤者分流或转诊，救援区域的安全保障及合理分配工作人员的职责等。

3. 灾害后的作用 护士应帮助当地医院恢复功能、建立正常医疗秩序、对灾后危重患者提供长期护理工作。护士还需为伤者提供心理支持，参与灾后公共卫生管理、传染性疾病管理、预防接种等工作。

（三）灾害发生时的救护与管理

护士在灾害救援的实施阶段承担了诸多任务，其中最主要的工作是伤员的检伤分类与安置、现场救护和转送护理。

当地震、洪水、火灾等灾害发生时导致大规模人员伤亡，但现场医疗卫生资源往往不够，医护人员难以在短时间内为所有伤者提供医疗护理，因此要求医护人员打破平时救治患者的常规，依靠及时有效的检伤分类，将伤者分为不同优先等级，以便高效地应用医疗救援资源，让众多伤者获得最及时有效的治疗效果。一般情况下，对伤者进行检伤分类是医生的职责，但当面对大量伤者或医生人员不足的情况下，护士必须履行这项职责。

1. 伤员检伤分类的原则

（1）优先救治病情危重且有存活希望的伤员。

（2）分类时不要在单个伤员身上停留时间过长。

（3）分类时只做简单且可稳定伤情但不过多消耗人力的急救处理。

（4）有明显感染征象的伤员要及时隔离。

（5）在转运过程中对伤员动态评估和再次分类。

2. 伤员的常用分类方法 常用检伤分类方法有多种，其中 START（simple triage and rapid treatment）分类法即简单分类、快速救治，是由美国学者提出，作为院前识别伤员轻重缓急的依据，特别适用于灾害现场分类，是灾害现场常用的分类方法。此方法根据对伤者的通气状况（呼吸存在与否及呼吸频率）、循环状况（桡动脉搏动）和意识状况（是否可以听从指令）进行快速判断，将伤员分为四个组，分别为红色组、黄色组、绿色组和黑色组。START 的具体评估流程见图 10-1。在分类过程中，医务人员仅为伤员提供必需的急救措施，如开放气道、止血等，在每位伤员身上评估和处置的时间不应超过 30 秒。

伤员能否行走 —是→ 绿色组

否↓

呼吸？ —是→ 呼吸频率

否↓

开通气道，是否有呼吸？

否↓ 是↓

黑色组 　红色组

呼吸频率 ≥30次/分 → 红色组

呼吸频率 <30次/分 → 能否触及桡动脉脉搏？

否↓ 红色组

是↓ 评估意识状态，能否听命令做简单动作

否↓ 红色组

是↓ 黄色组

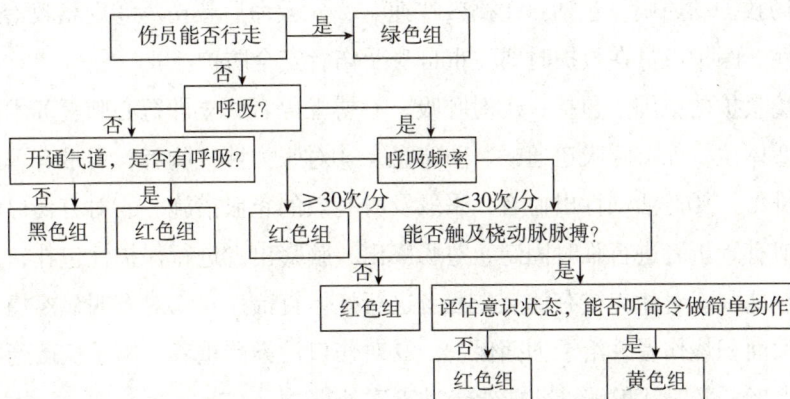

图 10-1　START 分类流程

3. 检伤分类的标志　灾害现场通常以颜色醒目的伤情识别卡表示伤员的分类，一般采用红、黄、绿、黑四色系统。伤情识别卡一般固定在未受伤肢体的明显处。

（1）红色　表示非常紧急，第一优先处置。患者伤情危及生命，生命体征不稳定，需立即给予基本生命支持，并在 1 小时内转运到确定性医疗单位救治。

（2）黄色　表示紧急，第二优先处置。患者伤情重，但生命体征稳定，有潜在危险。此类伤员应在 4～6 小时内初步紧急救护后优先转运。

（3）绿色　表示不紧急，第三优先处置。患者伤情比较轻，损伤小，能行走，不需要立即入院救护。

（4）黑色　表示已死亡、没有生存希望、治疗为时已晚的伤者。

伤情识别卡除了不同颜色表示不同伤者分类外，还应包括以下内容：①一般情况：姓名、电话、年龄、性别、住址或单位。②伤情：生命体征、受伤部位、四肢功能、重要器官情况等。③注意事项：写下需注意的情况，如可疑脊椎损伤、小心搬运。④救治和处理：止血带时间、用药剂量与浓度等。

4. 伤者的安置　伤者在经检伤分类区评估后，安置于伤者治疗区，治疗区一般设在比较安全的建筑物或帐篷内。如果伤者人数不多，治疗区可与检伤分类区合并，以减少对伤者的搬动。如果人数较多，需将治疗区独立设置，以免空间不够而互相干扰。如果人数众多，还需将治疗区分为轻、重和危重区，以更有效地运用人力，提高抢救效率。对于重伤和危重组伤者，应再次进行病情评估和二次分类，并根据分类结果安排伤者转送至确定性医疗单位。

5. 伤者的现场救护　现场救护是对构成危及生命的伤情或病情，充分利用现场条件，给予紧急救治，使伤情稳定或好转，为转送创造条件，尽最大可能确保伤者的生命安全。有效的现场救护对降低伤者的死亡率和伤残率至关重要。

（1）现场救护的原则　包括：①高效快速。②先救命后救伤。③现场救治与转运相结合。④安全性，医护人员在救护时要注重自身及伤者安全防护。

（2）现场救护的范围　包括：①对呼吸、心搏骤停者，立即行心肺复苏术。②对昏迷者，安置合适体位，保持呼吸道通畅，防窒息。③对张力性气胸者，用带有单向引流管的粗针头穿刺排气。④对活动性出血者，采取及时有效的止血措施。⑤对有伤口者进行有效包扎，对疑似有骨折者进行临时固定，对肠膨出、脑膨出者进行保护性包扎，对开放性气胸者做封闭包扎。⑥对休克或有休克先兆者进行抗休克治疗。⑦对有明显疼痛者，给予止痛药。⑧对大面积烧伤者，给予创面保护。⑨对伤口污染严重者，给予抗菌药物，防治感染。⑩对中毒者，及时注射解毒药或给予排毒素处理。

（3）现场救护的程序　包括：①根据灾害现场伤者的情况，护士应协助医生对伤者的伤情或病情进行初步评估，迅速判断伤情或病情。②立即实施最急需的急救措施，如开放气道、心肺复苏、止血、给氧、抗休克等，特别必要时可在现场实施紧急手术，尽可能地稳定伤情或病情。③稳定伤者情绪，减轻或消除强烈刺激对其造成的心理反应。

6.伤者的转送护理　在灾害救援现场，由于环境恶劣、条件限制，不允许就地抢救大批伤者，必须将伤者转送到相对安全的地方，才能实施有效救治。因此，护士做好转送前的准备、转送中的护理和转送后的交接工作，对于保障伤者安全、预防和减少并发症、提高救治效果具有十分重要的意义。

（1）严格掌握转送的指征　符合以下条件之一者可转送：①应在现场实施的救治措施都已完成，如骨折的临时固定、包扎和出血伤口的止血等。②确保伤者不会因搬动和转送而使伤情恶化甚至危及生命。

有以下情况之一者应暂缓转送：①病情不稳定，如出血未完全控制、休克未纠正、骨折未妥善固定等。②颅脑外伤疑似有颅内高压、可能发生脑疝者。③脊髓损伤有呼吸功能障碍者。④心肺等重要器官功能衰竭者。

（2）伤者转送前及转送中的要求　①做好医疗处置，严格掌握转送的指征，确保转送途中伤者的生命安全。②准备好转送工具和监护、急救设备及药品。③转送前对每一位伤者进行全面评估和处理，注意保护伤口。④做好伤者情况登记和伤情标记，并准备好相关医疗文件。⑤在用不同工具转送伤者途中，需要加强护理和安全保障，防止加重伤情。

三、社区灾害修复期健康管理

灾害修复期主要存在心理危机和传染病流行两大健康问题。此时健康管理的任务主要是灾后心理危机干预和灾后防疫。

（一）灾后心理危机干预

灾害的发生不仅给人类带来物质上的损失、躯体上的创伤，也会给人类的心理带来影响。灾害事件中的各类人群会出现不同程度的心理失调和情绪反应，如恐惧、过度悲伤、感到无助、背负罪恶感、愤怒压抑、重复回忆、失去信心等。严重者会出现心理应激性障碍。

1. 灾害后心理应激性障碍　灾后最常见的心理应激性障碍类型为急性应激障碍（acute stress disorder，ASD）和创伤后应激障碍（post-traumatic stress disorder，PTSD）。

（1）急性应激障碍　急性应激障碍又称急性应激反应或急性心因性反应，是由异常和强烈的精神刺激即刻引起的相关应激障碍。急剧、严重的精神刺激因素作为直接原因，如地震、海啸等灾害。本病可发生于任何年龄。多数患者遭受刺激后数分钟或数小时即可出现精神症状，表现为有强烈恐惧体验的精神运动性兴奋，行为有一定的盲目性，如多语、乱喊乱叫、躁动、无目的漫游等；或者为精神运动性抑制，如表情呆滞、不动不语；常伴自主神经功能紊乱症状，如出汗、脸红、心慌、手抖等。如果应激源被消除，症状往往历时短暂，可在数小时、几天或 1 周内恢复，预后良好。

（2）创伤后应激障碍　创伤后应激障碍又称延迟性心因性反应，是一种由异乎寻常的威胁性或灾难性创伤事件，导致延迟出现和长期持续的精神障碍。创伤后应激障碍延迟发生，潜伏期从几周到几个月不等，一般不超过 6 个月，不仅发生在灾害受害者中，也发生在救援人员、志愿者中。症状表现为病理性重现、反复出现创伤性体验、持续的警觉性增高、对与刺激相似或有关情境的回避，严重者社会功能受损。

2. 灾害伤者的一般心理危机干预　灾害后心理危机干预主要包括一般心理干预和对 ASD 及 PTSD 患者的干预。其中对 ASD 及 PTSD 患者的干预通常由专业心理咨询师实施。

一般心理干预目的是帮助身处灾难性事件中的各类人员，特别是灾害幸存者，减轻因灾害造成的痛苦，增强其适应性和应对技能，一般包括以下内容。

（1）接触与介入　通过首次接触建立咨询关系。

（2）确保安全感　确保干预场所的安全性。

（3）稳定情绪　安抚和引导情绪崩溃的幸存者，帮助求助对象理解自己的反应，指导一些基本应对技巧。

（4）收集信息　目的是识别求助对象的需求与担忧，制定针对性的干预措施。需要收集的信息主要包括灾难经历的性质和严重程度、家庭成员或朋友的死亡情况、原有的身心疾病及求治情况、社会支持系统、有无负面情绪和物质及药物滥用情况等。

（5）实际帮助　从最紧迫的需求着手，为求助对象提供帮助，首先满足其对物质和身体的需求。

（6）联系社会支持系统　帮助求助对象尽可能利用即时可用的社会支持资源。

（7）提供必要信息　包括目前灾害的性质与现状、救助行动的情况、可以获得的服务、灾后常见的应激反应、自助和照顾家人的应对方法等。

3.救援人员的心理干预 在灾害救援中，救援人员要接触和处理大量的死伤者，容易出现短期和长期的精神紧张和心理应激。救援人员本身的心理应激不仅会给救援行动及其效率带来一定的影响，也会影响救援人员的自身健康，因此对救援人员的心理疏导尤为重要。

（二）灾后防疫

卫生防疫是灾后修复期重要的健康管理工作。地震、洪水等灾害破坏了原有生态平衡，蚊蝇等动物媒介滋生，饮水供应系统被破坏，水源污染，食物霉变或腐败，居住条件恶劣，卫生状况堪忧，灾害发生时大量人口流动等导致灾害传染病的流行，因此，做好各项卫生防疫工作尤为重要。

1.准备工作 在地震、洪水活跃区制订传染病控制预案；平时加强相关人员培训、演练；储备急需物资。

2.灾后卫生防疫措施

（1）选择合适的安置场所，建立临时厕所，防止粪便污染水源，粪便每日消毒。

（2）设立水源保护区或临时供水站，水源供水必须消毒后方可饮用，常用煮沸法消毒。

（3）加强对灾区食品的贮存、运输和分发的卫生监督；加强食品卫生知识的宣传教育。

（4）加强日常消毒工作。

（5）加强对蚊、蝇、鼠等媒介生物的控制。

（6）做好尸体的消毒和掩埋工作。

（7）预防接种是对易感者采取的及时有效的预防措施。

（8）开展健康教育。医务人员可结合当地实际情况，多途径、多形式地开展健康教育，将相关卫生防疫知识及时传播到目标人群。

项目二 社区急救护理

案例导入

2017年7月20日，某社区李某家中突然爆炸发出一声巨响，玻璃散落一地，李某晕倒，家人也相继出现头晕、恶心、四肢无力，好心人求助于所辖社区卫生服务站。社区医生和护士立即赶往出事居民住处，发现居民家中大门紧闭，其中一位患者皮肤黏膜呈樱桃红色。

问题：1.该户居民可能发生了什么意外事故？

2.社区医生和护士应该采取哪些急救与护理措施？

社区急救护理属于院前急救的范畴，要求社区护士具备良好的急救意识、丰富的急救护理知识和熟练的急救护理技术。当发生突发性意外事故或患者急性病发作时，能够对患者及时、正确地进行院前急救和护理，对于挽救患者生命、减少伤残具有重要意义。

一、社区急救护理概述

（一）社区急救护理的概念

社区急救护理是对各类急性创伤、急危重症患者在院前实施的抢救护理，包括对呼救、现场救护、转运和途中监护等。社区急救护理的任务是采取及时、有效的急救护理措施和技术，最大限度地减少患者的痛苦，降低致残率和死亡率，为进一步的医院抢救打好基础。

（二）社区急救护理的原则

1. 听从指挥原则　现场抢救的医护人员一切行动必须服从有关领导的统一指挥，不可我行我素、各自为政。

2. 寻求求助原则　遇到意外伤害发生时要保持镇静，并设法维持好现场秩序。社区护理人员在对伤者进行抢救的同时应及时向急救中心呼救，以较快地争取到急救外援。

3. 首先抢救生命原则　首先要抢救生命，如失血性休克、开放性气胸、呼吸心搏骤停等；然后再进行其他救治，如多发损伤，应先确保气道通畅、止血。

4. 现场抢救原则　对于急危重或严重损伤者，如遇大出血又有创口者，应先止血后包扎；遇心跳呼吸骤停又有骨折者，应先复苏后固定；应坚持就地抢救。如在火灾、塌方、毒气泄漏等事故现场，应立即将患者脱离危险环境后，再进行抢救。

5. 送医疗单位急救原则　对伤情稳定、估计转运途中不会加重伤情的患者，迅速组织人力，利用各种交通工具，将其转运到附近医疗单位进行急救。在送往医院的途中，病情会随时发生变化，必须密切监控病情发展，持续抢救措施，平安到达目的地。

二、社区常用的救护技术

（一）现场搬运

当发生某些意外事故，如地震、火灾、交通事故、煤气中毒时现场不安全，以及某些急性病发作时现场不利于救治时，需立即将患者转移到安全地方进行救治。在搬运过程中，要采用正确的方法，避免因搬运造成伤者更大的损伤。

1. 背负法　多用于伤者不能自行行走，救护人员只有一人时。对于存在意识障碍的伤者，可采用交叉双臂紧握手腕的背负法，这样可以使伤者紧贴救护者，减少行走时摇动可能给伤者带来的损伤。对于神志清醒的伤者，可采用普通背负法，只要抓紧伤者的手腕使其不左右摇晃即可。当救护者需要攀附其他物体才能保持平衡脱离险境时，可将伤者横扛在肩上，用一只手臂固定伤者，另一只手臂用于攀附。

2. 抱持法 救护者一手抱其背部，一手托其大腿将伤者抱起。若伤者还有意识可让其一手抱着救护者的颈部。

3. 拖拉法 如果伤者较重，一人无法背负或抱持时，救护者可从后面抱住伤者将其拖出；也可用大毛巾将伤者包好，然后拉住毛巾的一角将伤者拉走。

4. 双人搬运法

（1）椅托法 两名救护者面对面分别站在伤者两侧，各伸出一只手放于伤者大腿下并相互握紧，另一只手彼此交替搭在对方肩上，起支持伤者背部的作用。

（2）双人拉车法 两名救护者，一个站在伤者的头部，两手伸于腋下，将其抱入怀中；另一人站在伤者的两腿之间，抱住双腿，两人步调一致将伤者抬起运走。

5. 脊柱损伤搬运法 适用于损伤严重的患者，如头颈部骨折、脊柱骨折、大腿骨折、开放性胸腹外伤等。

正确的搬运方法：先将伤者双下肢伸直，上肢也要伸直放在身旁，硬木板放在伤者一侧，用于搬运伤者的必须为硬木板、门板或黑板，且不能覆盖棉被、海绵等柔软物品。至少3名救护人员水平托起伤者躯干，由1人指挥整体运动，平起平放地将伤者移至木板上。搬运过程中动作要轻柔、协调，以防躯干扭转。对颈椎损伤者，要采用四人平托法。搬运时要有专人扶住伤者头部，使其与躯干轴线一致，防止摆动和扭转。伤者放在硬木板上后，可将衣裤装上沙土固定住伤者的颈部及躯干部，以防送往医院转运过程中发生摆动，造成再次损伤。脊柱脊髓损伤者冬季要注意保暖，用热水袋热敷时要用厚布包好，防止烫伤皮肤；夏季要注意降温，以防止发生高热，冰袋也应包好。对大腿骨折者，需先将伤肢用木板固定后再用担架搬运，以防骨折断端刺破大血管加重损伤。其他一些较严重的损伤也要使用担架进行搬运，以减轻伤者的痛苦。

（二）止血技术

急性出血是外伤后早期致死的主要原因。成人的血液约占自身体重的 8%，当失血量达到总血量的 20% 以上时，出现明显的休克症状。当失血量达到总血量的 40% 时，就有生命危险。社区常用的急救止血方法有以下几种。

1. 指压止血法 用手指在伤口上方（近心端）的动脉压迫点上，用力将动脉血管压在骨骼上，中断血液流通，达到止血目的。

（1）颞浅动脉止血 用拇指或食指在耳屏前稍上方正对下颌关节处用力压，用于头顶及颞部出血。

（2）面动脉止血 用拇指或食指在下颌角前约 1.5cm 处，将面动脉压在下颌骨上，用于下颌部及颜面部出血。

（3）锁骨下动脉止血 用拇指或其他四指压迫伤侧锁骨上窝中部搏动点，将锁骨下动脉压在第 1 肋骨上，用于肩部、腋部及上臂出血。

（4）股动脉止血　在腹股沟中点稍下方，用两手拇指重叠施以重力压迫止血，用于大腿、小腿、脚部的动脉出血。

（5）肱动脉止血　将患者上肢外展外旋，并屈肘抬高上肢，用拇指或四指在肱二头肌内侧沟中部，向肱骨方向压迫止血，用于手、前臂及上臂下部出血。

（6）尺、桡动脉止血　用双手在腕关节内外侧将尺、桡动脉压在尺、桡骨上，用于手部出血。

（7）胫前、后动脉止血　用双手拇指分别压迫足背中部近踝关节处的搏动点和足跟与内踝之间的搏动点止血，用于足部出血。

2. 止血带止血法　用于四肢较大动脉出血。止血带止血法是在万不得已时才可以采用的，因为结扎止血带后就完全阻断了受伤肢体的血液，结扎时间过长容易使受伤肢体发生坏死。所以采用止血带止血时要每隔三四十分钟放松 1 次，每次放松时间约 1 分钟。在现场选用止血带前，可先用软织物加压临时止血，与此同时，可选用弹性好的橡皮管或橡皮带作为止血带。上止血带前应先将伤肢抬高，尽量使静脉回流，在出血的上端（近心端），先用毛巾、衣服或其他软织物垫好，将止血带适当拉长，缠绕肢体两圈，在外侧打结固定，靠止血带的弹性压迫血管，达到止血的目的。

3. 加压包扎止血法　用于小动脉、静脉、毛细血管出血。轻者伤口覆盖敷料、手帕等后，以手指或手掌直接压迫数分钟，再加压包扎止血。重者先用消毒纱布垫覆盖伤口后，再用棉花团、纱布卷或毛巾、帽子等折成垫子，放在伤口敷料上面，然后用三角巾或绷带紧紧包扎，以达到止血目的。

（三）包扎技术

体表各个部位的伤口除需要采用暴露疗法外，均需要包扎。包扎的材料有制式材料（绷带、三角巾、四头带等）和就便材料两种。其中绷带包扎伤口的方法是先用纱布或替代品覆盖伤口，再用绷带缠绕包扎，不宜缠绕过紧或过松，防止局部肿胀或滑脱，具体方法有以下几种。

1. 环形包扎法　最常用，将绷带做环形重叠缠绕。第一圈环绕稍斜状，第二、三圈环绕，并将第一圈斜出的绷带角反折至圈内重叠环绕固定，以后的每一圈均将上一圈的绷带完全覆盖，最后用扣针将带尾固定，或将带尾剪成两头打结固定。此法用于肢体较小或圆柱形部位，如手、足、腕部和额部，亦用于各种包扎起始时。

2. 螺旋形包扎法　先按环形法缠绕数圈，然后将绷带按一定间隔向上螺旋形缠绕肢体，每缠绕一圈都将上一圈绷带覆盖 1/3 或 1/2，用扣针将带尾固定或打结。此法多用于周径近似均等的部位，如上臂、手指等。

3. 螺旋反折包扎法　开始先做两周环形包扎，再做螺旋形包扎，然后以一手拇指按住卷带上面正中处，另一手将卷带自该点反折向下，盖过前周 1/3 或 2/3。每次反折须整齐排列成一直线，但每次反折不应在伤口与骨隆突处。此法多用于周径不等部位，如前臂、小腿、大腿等。

4. "8"字形包扎法 包扎起点在关节中央，先做一固定环绕，然后由上向下缠绕一圈，再由下向上缠绕一圈成"8"字形来回缠绕，并覆盖前圈的 1/2，用扣针将带尾固定或打结。此法多用于肘、膝及肩、髋等关节部位的包扎。

（四）外伤固定技术

外伤的固定是与止血、包扎同样基本的救护技术。常用固定的材料有木制夹板、塑料夹板、充气夹板，紧急情况下就地取材，木棍、树枝、竹子、硬纸板、杂志、书本等任何可以做固定用的材料都可以。

1. 上臂的固定 患者伤臂屈肘 90°，用两块夹板固定伤处，一块放在上臂内侧，另一块放在外侧，然后用绷带固定。如果只有一块夹板，则将夹板放在外侧加以固定。固定好后，用绷带或三角巾悬吊伤口。如果没有夹板，可先用三角巾把上臂固定在身体上，再用三角巾加以悬吊。

2. 前臂的固定 患者伤臂屈肘 90°，用两块夹板固定伤处，分别放在前臂内外侧，再用绷带缠绕固定。固定好后，用绷带或三角巾悬吊伤肢。如果没有夹板，可利用三角巾加以固定，三角巾上放杂志或书本，前臂置于书本上即可。前臂骨折无夹板固定：先用软垫衬于受伤部位，再用悬带承托伤臂。

3. 大腿的固定 将伤腿伸直，两块夹板分别放在大腿内外侧，外侧夹板长度上至腋窝，下过足根，再用绷带或三角巾固定。如无夹板，可利用另一未受伤的下肢进行固定。

4. 小腿的固定 将伤腿伸直，夹板长度上过膝关节，下过足根，两块夹板分别放在大腿内外侧，再用绷带或三角巾固定。如无夹板，可利用另一未受伤的下肢进行固定。

复习思考

一、选择题

1. 在地震灾害现场，患儿被诊断为张力性气胸。请问救灾护士应对其给予的标志是（　　）

A. 红色　　　　　　　B. 黄色　　　　　　　C. 绿色

D. 黑色　　　　　　　E. 白色

2. 有关骨折的急救处理，下列哪一项错误（　　）

A. 首先应止血及包扎伤口

B. 可将伤员上肢缚于胸壁侧面，下肢两腿绑在一起固定

C. 无夹板时，可用树枝、木棍等临时固定支架

D. 脊柱骨折患者最好俯卧位抬送

E. 搬动脊柱骨折患者时，应采取一人抱肩、一人抬腿的方法

3. 社区常用的急救搬运技术包括（　　）

A. 背负法　　　　　　B. 抱持法　　　　　　C. 拖拉法

D. 双人搬运法　　　　E. 脊柱损伤搬运法

4. 社区急救护理的原则包括（　　）

A. 听从指挥原则　　　B. 寻求求助原则　　　C. 首先抢救生命原则

D. 抢救原则　　　　　E. 送医疗单位急救原则

二、案例分析

王女士，20 岁，在校大学生，中午放学时经过人工湖，不慎跌入湖中，10 余分钟后被同学救起，众多同学将王女士抬到空地，并及时拨打社区救助电话。

问题：当社区医生和护士赶到现场时，应如何进行急救处理？

扫一扫，知答案

主要参考书目

［1］李春玉，姜丽萍．社区护理学．4 版．北京：人民卫生出版社，2017.

［2］张先庚．社区护理学．北京：北京大学医学出版社，2015.

［3］代亚丽．社区护理学．北京：科学出版社，2014.

［4］姜丽萍．社区护理学．3 版．北京：人民卫生出版社，2015.

［5］刘佳美，黄韶兰．社区护理学．南京：南京大学出版社，2014.

［6］陆春桃，陈香娟．社区护理．北京：中国中医药出版社，2013.

［7］闫冬菊，杨明．社区护理学．2 版．南京：江苏凤凰科学技术出版社，2014.

［8］李春玉，朱京慈．灾害护理学．北京：人民卫生出版社，2012.

［9］陆春桃．社区护理学．北京：中国中医药出版社，2013.

［10］靳平．社区护理实训指导．重庆：重庆大学出版社，2014.

［11］马小琴，蔡恩丽．社区护理学．长沙：湖南科学技术出版社，2013.

［12］杜雪平，王永利．实用社区护理．北京：人民卫生出版社，2013.

［13］雷良荣，张金梅．社区护理学．2 版．西安：第四军医大学出版社，2012.

［14］李春玉．社区护理学．南京：南京大学出版社，2014.

［15］马小琴，王爱红．社区护理学．2 版．北京：中国中医药出版社，2012.

［16］陈香娟．社区护理．北京：中国中医药出版社，2015.

［17］陈锦秀．康复护理学．北京：人民卫生出版社，2012.

［18］周璇，何丹丹．护士执业资格考试历年考点精编．北京：人民军医出版社，2013.

［19］席淑华，卢根娣．现代社区护理．上海：第二军医大学出版社，2010.

［20］黄敬亨．健康教育学．2 版．上海：复旦大学出版社，2012.

［21］陈香娟．社区护理学．西安：第四军医大学出版社，2015.

［22］薛雅卓，申彩霞．社区护理学．北京：中国协和医科大学出版社，2013.

［23］郑延芳．社区护理学．郑州：河南科学技术出版社，2012.

［24］唐焕文．预防医学概论．北京：科学出版社，2014.